临床免疫学检验实验

(供医学检验技术专业使用)

主　编　陈克平

东南大学出版社

·南京·

内容简介

本教材实验教学内容丰富，涵盖了临床免疫学检验实验常用的基础理论和基本操作。教材采用了混合式教学模式，线上视频教学结合线下教材，丰富了实验教学的教学方法，并为学生提供了灵活多样的学习方式。教材内容和配套教学资源体现了临床免疫学检验现代化实验教学的创新性和灵活性。

图书在版编目(CIP)数据

临床免疫学检验实验 / 陈克平主编. --南京：东南大学出版社，2024. 12. --ISBN 978-7-5766-1752-8

Ⅰ. R446.6

中国国家版本馆CIP数据核字第2024XG5358号

责任编辑：咸玉芳　　责任校对：韩小亮　　封面设计：毕　真　　责任印制：周荣虎

临床免疫学检验实验
Linchuang Mianyixue Jianyan Shiyan

主　　编	陈克平
出版发行	东南大学出版社
出 版 人	白云飞
社　　址	南京四牌楼2号　邮编：210096　电话：025-83793330
网　　址	http://www.seupress.com
电子邮件	press@seupress.com
经　　销	全国各地新华书店
印　　刷	广东虎彩云印刷有限公司
开　　本	787 mm×1092 mm　1/16
印　　张	6.25
字　　数	149千字
版　　次	2024年12月第1版
印　　次	2024年12月第1次印刷
书　　号	ISBN 978-7-5766-1752-8
定　　价	28.00元

本社图书若有印装质量问题，请直接与营销部联系。电话(传真)：025-83791830。

编委员名单

主　　编　陈克平
主　　审　吴国球
副 主 编　夏国华　李　丽
编　　者　薛　萌　王春玲　何　挚　王　海

实验讲解　　陈克平
实验准备与仪器介绍　夏国华　王春玲　何　挚
　　　　　　　　　　　王　海　万　青

前言 PREFACE

在现代医学检验领域,免疫学检验技术扮演着日益重要的角色。随着生物医学技术的飞速发展,免疫学检验已成为临床诊断、疾病预防和治疗监控中不可或缺的一环。为了适应这一趋势,培养具备扎实免疫学检验知识和技能的专业人才显得尤为重要。实践教学中选用一本合适的临床免疫学检验技术实验指导教材,能够为医学检验专业学生提供一个全面、系统的学习和实践平台。

本教材由东南大学医学院检验系具有多年免疫学检验理论教学与实验教学经验的一线教学专家精心编写,内容涵盖了从基础理论到实验操作的各个方面。编写团队紧密结合检验本科学生的实践能力水平与临床实际需求,力求呈现现代免疫学检验的最新技术和方法,并精心挑选了部分实验作为实验教学内容。相比于同类教材,本教材具有以下鲜明特点:教研室拍摄了配套的实验教学视频并上传至中国大学 MOOC 平台,同时在教材中印制了教学视频二维码,教与学不再受时空限制及一些突发事件的影响;教材配有丰富的实验图片,使教学内容生动且易于理解;同时,教研室邀请了学生参与教材编写的辅助工作,使教材风格更契合学生的喜好。在编写过程中,我们注重理论与实践的结合,力求使教材内容既系统又实用。每个实验项目都配有详细的操作步骤、注意事项和思考题,旨在培养学生的动手能力、分析问题和解决问题的能力。编写组希望通过精心挑选的实验内容,采用多样化的教学手段,帮助学生掌握免疫学检验的基本理论,熟悉各种免疫学检验技术,为未来的临床工作打下坚实的基础。

本教材的出版,凝聚了检验系教学团队多年的教学经验和智慧结晶。我们期望它能够成为医学检验专业学生学习和实践的良师益友,同时也能为临床检验工作者提供有益的参考。在教材的使用过程中,我们期待广大师生和临床工作者提出宝贵的意见和建议,以便我们不断改进和完善教材。我们期盼,通过共同努力,这本教材能为培养新一代的医学检验人才做出贡献。

最后,衷心感谢所有参与教材编写、审校和出版工作的人员,他们的辛勤付出和无私奉献,使得这本教材顺利问世。同时,也感谢广大读者对本教材的关注和支持。

东南大学医学院检验系
东南大学附属中大医院检验科
二〇二四年十一月

目录 CONTENTS

第一单元 非标记免疫技术 (001)
  实验一 人血清IgG分离制备 (001)
  实验二 单向免疫扩散试验 (006)
  实验三 双向免疫扩散试验 (010)
  实验四 免疫电泳 (015)
  实验五 血清总补体溶血活性（CH50）测定 (018)
  实验六 间接凝集试验——检测抗肺炎支原体抗体 (021)
  实验七 散射比浊分析技术（模拟操作） (026)

第二单元 标记免疫技术 (034)
  实验八 酶联免疫吸附试验——检测血清乙型肝炎病毒表面抗原 (034)
  实验九 荧光免疫分析技术——检测抗核抗体（ANA） (038)
  实验十 化学发光免疫分析（模拟操作） (042)
  实验十一 流式细胞分析（模拟操作） (047)

第三单元 免疫细胞的分离与功能测定 (051)
  实验十二 外周血单个核细胞分离 (051)
  实验十三 中性粒细胞吞噬功能测定 (055)
  实验十四 补体依赖的淋巴细胞毒试验 (058)

第四单元 综合型实验 (060)
  实验十五 免疫血清-多克隆抗体的制备 (060)
  实验十六 标记抗体的制备 (065)
  实验十七 建立酶联免疫吸附试验检测伤寒O抗体 (069)

第五单元 医院临床免疫学检验实验室见习 (072)

附录 ·· (075)
    附录1 医疗机构临床免疫学检验项目 ·· (075)
    附录2 临床免疫学检验部分检测项目参考区间(一) ······························· (080)
    附录3 临床免疫学检验部分检测项目参考区间(二) ······························· (080)
    附录4 常用不同pH Tris缓冲液的配制 ·· (082)
    附录5 25 ℃条件下0.1 mol/L的磷酸钾缓冲液的配制 ···························· (083)
    附录6 25 ℃条件下0.1 mol/L的磷酸钠缓冲液的配制 ···························· (084)
    附录7 酸和碱的浓度 ·· (085)
    附录8 免疫学测定与核酸杂交标记的化学发光分析 ······························· (086)
    附录9 蛋白A和蛋白G与哺乳动物免疫球蛋白Fc的结合 ······················· (086)
    附录10 免疫球蛋白对蛋白L、蛋白A和蛋白G的结合ยกเว้น···················· (088)

参考书目 ··· (089)

第一单元　非标记免疫技术

抗原抗体反应具有高度特异性,用于临床免疫检验的抗原抗体反应可分为非标记免疫技术(unlabeled immunoassay)和标记免疫技术(labeled immunoassay)。非标记免疫技术是一种不依赖于标记物的免疫分析方法,它通过直接检测抗原-抗体反应产生的信号来进行分析。这种技术可以避免标记物可能带来的干扰,提高检测的灵敏度。依据抗原抗体反应的成分、反应出现的现象以及结果等,非标记免疫技术又可分为免疫沉淀试验(immunoprecipitation)和免疫凝集试验(agglutination)等多种类型。

实验一　人血清 IgG 分离制备

(实验讲解)

免疫球蛋白(immunoglobulin,Ig)是具有抗体活性和(或)抗体样结构的一类球蛋白,主要存在于血液中,约占血浆蛋白总量的 20%,也可存在于其他体液如尿液、脑脊液等中。免疫球蛋白是机体免疫系统重要的组成部分,含量代表着机体体液免疫的水平,并进一步代表着 B 细胞的功能。因此,测定血清免疫球蛋白含量可评估机体的体液免疫功能以及辅助诊断某些疾病引起的免疫球蛋白异常(过高或过低)。本实验旨在对人血清 IgG 进行分离与纯化。

【实验原理】

分离提纯免疫球蛋白的方法很多,如盐析、离子交换层析、凝胶过滤、亲和层析及等电聚焦等方法。本实验使用的 QAE-Sephadex A50 是以葡聚糖为载体,结合二乙(二羟丙)氨乙基的一种强碱性阴离子交换剂(图 1-1)。与纤维素制剂相比,QAE-Sephadex A50 有较好的流速和更大的交换容量,而非特异性吸附却很低。用该交换剂层析柱分离提纯 IgG 具有简单、可在柱上再生、可反复使用、节省试剂、适用大量连续提取等优点。它的缺点是随着离子强度或 pH 的改变,柱床的体积变化较大,易影响流速。

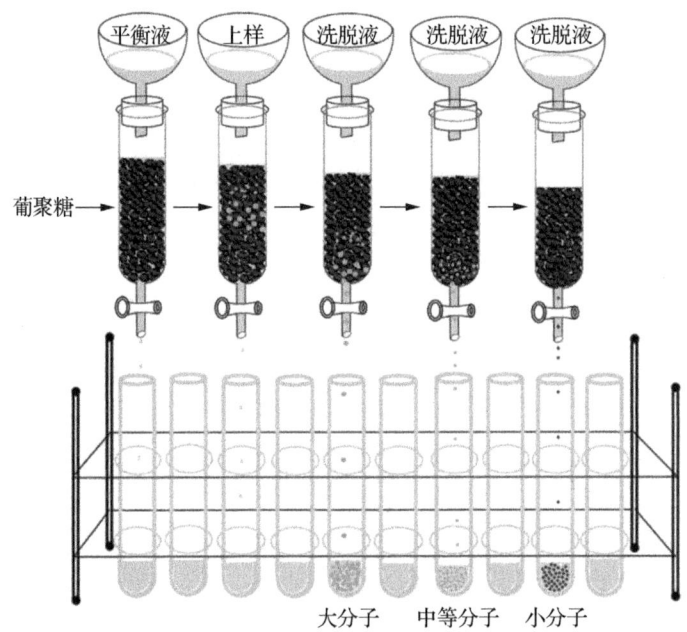

图1-1 IgG分离实验示意图

【试剂和器材】

1. 试剂

(1) 甲液:pH 7.0、0.1 mol/L乙二胺-醋酸缓冲液,平衡及洗脱用。

(2) 乙液:pH 4.0、0.075 mol/L醋酸-醋酸铵缓冲液,再生用。

(3) 离子交换剂:QAE-Sephadex A50。

(4) 正常人血清:装入透析袋,浸泡于甲液,平衡24 h。

2. 器材

(1) 752型分光光度计(UV-752)。

(2) 层析柱、层析架、夹1套/组。

(3) 玻璃棒、毛细滴管。

(4) 试管架、试管20支/组、洗耳球。

(5) 烧杯(500 ml/200 ml)、小烧杯(50 ml)。

(6) 坐标纸。

(操作演示)

【实验操作】

1. 装柱(具体操作见图1-2)

(1) 先将QAE-Sephadex A50交换剂放入烧杯,再加入少量水,边搅拌边沿着玻璃棒缓慢加入垂直固定的层析柱中,接近柱上端约1 cm;

(2)静置,待交换剂液面下移,再加交换剂,反复 2~3 次,待交换剂稳稳地沉降至离层析柱上端 5 cm 处;

(3)将进样瓶(甲液)连接到层析柱上端,控制流速 1 ml/min,测得流出液 pH 接近甲液 pH,即可上样。

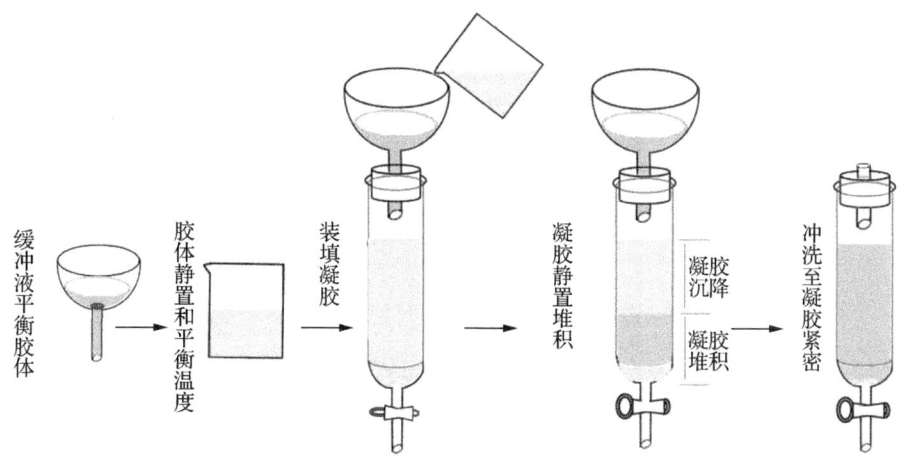

图 1-2　层析柱装载过程示意图

2. 上样

(1)移去进样瓶,打开层析柱的出液口,待缓冲溶液下移到柱床表面时,夹住下端出口;

(2)用滴管沿着层析柱内壁滴加已用洗脱缓冲液预处理的血清 1.5 ml,务必使样品液均匀分布到柱床表面;

(3)旋松层析柱下端出口,待样品液全部流入柱床时,再夹紧出口。

3. 洗脱(具体操作见图 1-3)

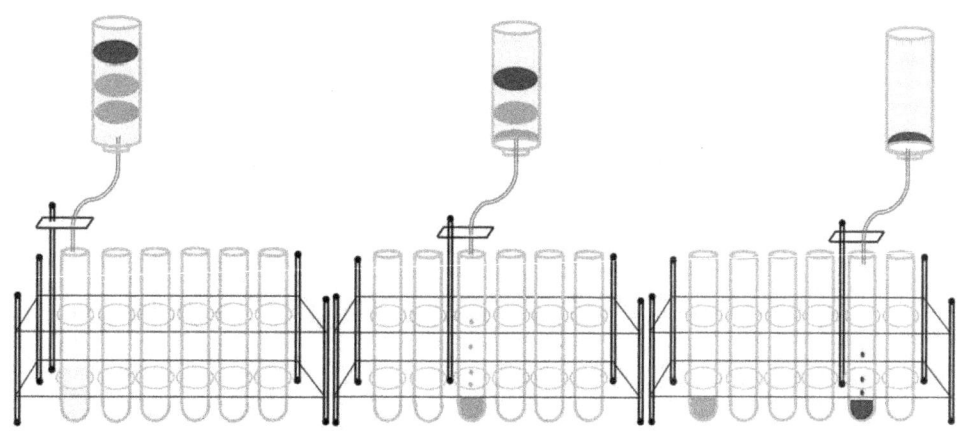

图 1-3　蛋白洗脱示意图

(1) 加少量缓冲液洗涤柱壁,旋松出口,待缓冲液流入柱内,如此反复 2～3 次,然后加 5 ml 洗脱缓冲液(甲液);

(2) 将进液瓶接上,控制流速为 1 ml/min;

(3) 每管收集 3 ml。

4. 收集

(1) 当洗脱总体积达 100 ml 左右时即可停止洗脱;

(2) 用 752 型分光光度计测各管洗脱液的光密度 $OD_{280\ nm}$ 和 $OD_{260\ nm}$;

(3) 以 $OD_{280\ nm}$ 值为纵坐标、体积为横坐标作洗脱图;

(4) 收集峰顶的数管合并,计算蛋白质含量,分装,－20 ℃保存,待鉴定。

5. 结果计算

(1) 蛋白质含量(mg/ml)=(1.45× $OD_{280\ nm}$ － 0.74 × $OD_{260\ nm}$)×稀释倍数;

(2) IgG 含量(g/dl)= OD_{280nm}/ 14.3 ×稀释倍数。

6. 交换剂再生

(1) 收集完毕,直接在柱中再生(回收再利用),移去甲液;

(2) 接上乙液,洗涤层析柱,流出液的 $OD_{280\ nm}$<0.05 时,可以重新更换上甲液,平衡凝胶。

【结果判读】

1. 根据上述公式计算出免疫球蛋白 IgG 含量。

2. 血清 IgG 正常值为 0.5～5 g/L。血清 IgG 升高可能是由于感染性疾病、自身免疫性疾病等原因导致,血清 IgG 减少可能是由于免疫缺陷病、肾病综合征等原因导致。

【实验讨论】

1. 注意甲液与乙液的使用顺序。

(1) 甲液是平衡洗脱液,pH 7.0、0.1 mol/L 乙二胺-醋酸缓冲液,平衡及洗脱用;

(2) 乙液是再生液,pH 4.0、0.075 mol/L 醋酸-醋酸铵缓冲液,再生用。

(3) 甲液进行样品洗脱,再用乙液再生凝胶,最后用甲液平衡凝胶。

2. 洗脱时注意流速的控制。

数据的首个峰值大约在前 9 ml 内出现,需要控制好洗脱的流速,否则易导致过早出现峰值或者错过峰值。

【注意事项】

1. 应严格控制缓冲液 pH 和 pI，pH 和 pI 都会影响纯度。
2. 甲液透析处理上样样品，如有不溶性物质应离心去除。
3. 装层析柱时玻璃棒尽可能下伸，加入交换剂时动作轻缓，避免产生气泡。
4. 往层析柱中添加交换剂时，玻璃棒轻轻搅动表面，避免不均一。
5. 沿层析柱内壁滴加样品，待样品液加到一定高度后，再移向中央滴加，务必使样品液均匀分布于柱床全表面。
6. 严格控制流速，切勿过快。流速控制在 1 ml/min（大约 20 滴/min）。
7. 加样及整个洗脱过程中，严防柱床面变干。

【思考题】

1. 血清为什么经过预处理才能上样？
2. 装柱、加样、洗脱过程中应注意哪些操作细节？
3. 已知蛋白 X 等电点为 7，设计实验利用阴离子交换树脂纯化。
4. 请简述离子交换层析纯化 IgG 的原理。

实验二　单向免疫扩散试验

免疫沉淀反应(immunoprecipitation reaction)是指可溶性抗原与相应抗体在电解质存在的条件下发生特异性结合,在二者比例最恰当处形成肉眼可见的沉淀现象。免疫沉淀反应涉及将特定抗体固定在固体支持物上,如琼脂糖或磁珠,然后与含有目标蛋白的细胞裂解物一起温育,形成抗原-抗体免疫复合物。

【实验原理】

单向免疫扩散试验(single immunodiffusion assay,SIDA)是将特异性抗血清(如抗Ig)均匀地混合于琼脂凝胶板内,接着进行打孔和加样操作。检测样品中的抗原(如含有相应的Ig)会呈辐射状向含抗体的凝胶内扩散,在抗原与抗体的比例适当处呈现白色沉淀环(图2-1)。一定条件下,抗原浓度的对数和扩散圈的大小呈线性关系。同时用标准抗原或国际参考蛋白制成标准曲线,即可用来定量检测未知标本的抗原浓度(mg/ml或U/ml)。

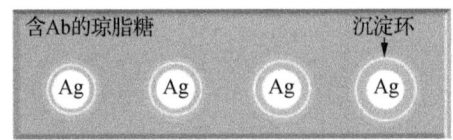

图2-1　单向免疫扩散试验示意图

【试剂和器材】

1. 抗人IgG诊断血清(单向免疫扩散效价为1∶80)。
2. 待检人血清、标准抗原(参考血清,其中人IgG含量为8.04 g/L)。
3. 琼脂粉、生理盐水和NaN_3。
4. 玻璃板、载玻片、三角烧瓶、刻度吸管、10 μl 微量加样器、打孔器(绘图笔尖,直径约3 mm)、带盖搪瓷盒等。
5. 水平实验台、电磁炉、水浴箱。

【实验操作】

1. 制备琼脂凝胶

用生理盐水制备约100 ml浓度为10～15 g/L的琼脂,隔水加热煮沸至溶解备用。

2. 制备含抗人IgG抗体的琼脂凝胶板

用生理盐水将扩散效价为1∶80的抗人IgG诊断血清作1∶40稀释,取5 ml加到大试管中,置于50~52 ℃水浴中平衡温度。将上述制备好的琼脂加到含抗血清的大试管中,迅速颠倒混匀数次。用刻度吸管吸取混合液,浇注玻璃板(置于水平台上,最好加热至45~50 ℃),使琼脂凝胶厚度为1.5~2.0 mm,置于室温下冷却凝固(需15~20 min)。

3. 打孔

用打孔器按图2-2样式打孔,孔径3 mm,孔距10~12 mm。要求各孔圆整、光滑和无破裂。

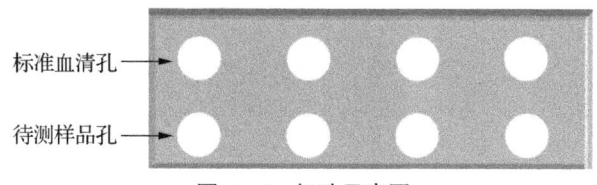

图2-2 打孔示意图

4. 加样

(1) 待检血清稀释:用磷酸盐缓冲溶液(phosphate buffered saline,PBS)稀释,如检测IgG一般作1∶40稀释。

(2) 参考血清的稀释:用PBS稀释成0.2 g/L、0.4 g/L、0.6 g/L、0.8 g/L和1.0 g/L。

(3) 微量加样器加样:在每孔内分别加入已稀释待检血清和一系列不同稀释度的参考血清7 μl,待检样本与参考样本均作复孔。

5. 扩散

将加好样的琼脂板置于湿盒内,在37 ℃条件下温育24 h后取出,测各孔沉淀环直径(mm)。

【结果判读】

1. 精确测量各孔沉淀环直径。

2. 标准曲线的制作

(1) 用半对数纸制作标准曲线:以各种标准抗原的浓度沉淀环直径为横坐标,相应孔中IgG含量为纵坐标(对数),在半对数纸上作图。根据样本沉淀环直径大小从标准曲线中查得待检样本IgG含量,再乘以稀释倍数,即为待检样本中IgG的实际含量。

(2) 用推算平均值法制作标准曲线:单向免疫扩散定量法即使严格遵守所有的实验操作,不同浓度所求得的沉淀环直径大小在绘制曲线时也常不在一条直线上。因此,通过数学方法处理(推算平均值法),使不在标准曲线上的各点回归同一直线上来,可用公式 $\lg y = bx + a$ 表示(a 表示截距项,b 表示回归系数)。

(3) 计算器法:根据待检血清标本的沉淀环直径,从标准曲线上查出相应的 IgG 含量,再乘以血清稀释倍数,即为待检血清中的 IgG 含量。

【实验讨论】

1. 试管法单向免疫扩散试验

将血清或纯化抗体混入约 50 ℃ 的 0.7% 琼脂糖溶液中,注入小口径试管内。待凝固后,在凝胶中加入抗原溶液,让抗原自由扩散入凝胶内,在抗原与抗体比例恰当位置形成沉淀环。在黑色背景斜射光处,极易观察到这种白色不透明沉淀带。

溶液内含有多种抗原,在凝胶中含有各自的抗体,扩散后形成相应的抗原抗体复合物,出现多条区带。试管上部的沉淀带提示抗原量少或抗体量多;反之,下面的沉淀带则是抗原量多或抗体量少。另外,抗体类型也有很大区别。如用兔抗血清(R 型抗体),抗体过量亦可形成复合物,因而沉淀带宽而界线不清;如用马抗血清(H 型抗体),抗原或抗体过量皆不形成复合物,因而只在比例合适处形成界线清晰的沉淀物(图 2-3)。

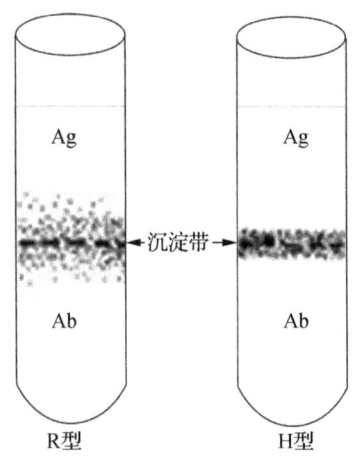

注:Ag 为抗原,Ab 为抗体

图 2-3 两种抗血清形成的沉淀带示意图

2. 平板法单向免疫扩散试验

将抗体或抗血清混入 0.9% 琼脂糖内,未凝固前浇注成平板,凝固后在琼脂板上打孔(一般直径约 3~5 mm)。孔中加入抗原溶液,置室温或 37 ℃ 向四周扩散,24~48 h 后可见周围出现沉淀环。由于实验中抗原向四周扩散,故又称 SRID(图

2-4)。最后,测量沉淀环的直径或计算环的面积。沉淀环直径或面积的大小与抗原量相关,但不是直线相关,而是对数关系。同时,这种沉淀环与相对分子质量大小和扩散时间有关。

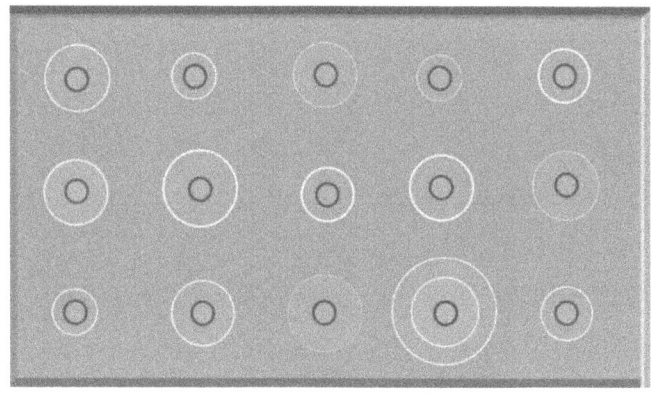

图 2-4 单向辐射状免疫扩散示意图

【注意事项】

1. 用微量加样器加样时,注意样本勿溢出孔外。
2. 应平放湿盒,避免扩散时形成的沉淀环不圆。
3. 测量沉淀环的直径,要求精确度达 0.1 mm。

【思考题】

1. 单向免疫扩散试验原理及其主要用途是什么?
2. 标准曲线在什么情况下应重新制作?为何每次试验都须同时测定参考血清,意义何在?
3. 单向免疫扩散试验的影响因素有哪些?

实验三　双向免疫扩散试验

(实验讲解)

免疫沉淀试验(immunoprecipitation reaction)是一种基于抗原与相应抗体特异性结合后,在适宜条件下形成沉淀物的实验技术。该技术的历史可追溯至1897年,Kraus观察到霍乱弧菌、伤寒杆菌和鼠疫杆菌的培养液与相应的抗血清能够产生沉淀反应。随后在1905年,Bechhold在凝胶介质中实施了免疫沉淀试验。1946年,Oudin通过将抗原溶液置于含有抗体的琼脂凝胶柱上,进行了凝胶内免疫沉淀试验,这为免疫化学分析奠定了基础。1953年,Grabar与Williams将电泳技术与凝胶内免疫沉淀试验相结合,发展出免疫电泳技术。该技术结合了沉淀反应的特性和电泳技术的快速、高灵敏度及高分辨力的优势。1965年,Mancini发展了单向免疫扩散技术,推动了免疫沉淀试验从定性向定量的转变。到了20世纪70年代,免疫浊度测定技术的出现满足了现代对快速、微量和自动化检测的需求,目前已成为临床快速定量检测的关键技术手段。

【实验原理】

在半固体琼脂凝胶中,待检人血清IgG作为可溶性抗原,与抗人IgG抗血清以各加样凝胶孔为中心向四周扩散,彼此相遇后即发生特异性沉淀反应,在两者浓度比例适当处发生特异性结合,形成肉眼可见的一条白色沉淀线。根据沉淀线的位置、数量、形状及对比关系,可评价抗原与抗体的扩散速度、相对分子质量、浓度与纯度等。双向免疫扩散不仅用于疾病的诊断,更广泛地用于抗原或抗体成分的定性分析(图3-1)。

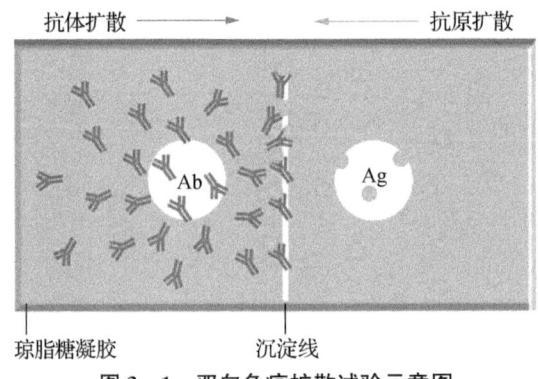

图3-1　双向免疫扩散试验示意图

【试剂和器材】

1. 样本：健康人血清以及对照血清。
2. 凝胶制备：琼脂粉、生理盐水。
3. 抗体：抗人 IgG 抗血清。
4. pH 8.6、0.1 mol/L 巴比妥钠缓冲液：巴比妥钠 10.3 g，巴比妥 1.84 g，硫柳汞 100 mg，蒸馏水加热溶解并定容至 500 ml。
5. 器材：载玻片、玻璃板、三角烧瓶、微量移液器、打孔器、挑针、吸管、滴管(下口径 2 mm)、电磁炉、带盖搪瓷盒、37 ℃水浴箱、温箱、记号笔等。

【实验操作】

1. 制备琼脂凝胶

用生理盐水制备 10～15 g/L 琼脂，隔水加热煮沸至溶解备用。

2. 浇板

(操作演示)

将载玻片置于水平台上，用吸管吸取上述琼脂转移至载玻片上或者直接浇注在载玻片上(每张载玻片约 3.5 ml)。滴加时要小心，要使琼脂盖满载玻片，避免溢出或产生气泡。

3. 打孔

待琼脂凝胶凝固后(置室温约 15 min)，按图 3-2 用打孔器打孔，孔径 3 mm，孔距 3～5 mm，各孔均要求圆整和光滑。

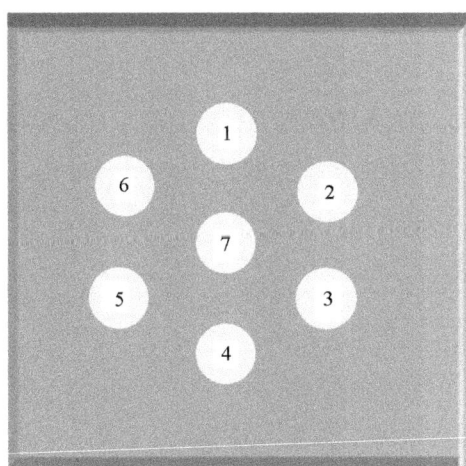

图 3-2 梅花桩样打孔示意图

4. 稀释正常人血清

用生理盐水将正常人血清稀释成不同浓度(如 1∶5，1∶10，1∶15，1∶20，1∶

25,…）。

5. 加样

用 10 μl 微量加样器加样,中心孔中加入抗 IgG,第 1、2、3、4、5 孔中加不同稀释度的正常人血清,第 6 孔中加生理盐水作阴性对照,每孔 10 μl。加样时避免溢出或产生气泡(图 3-3)。

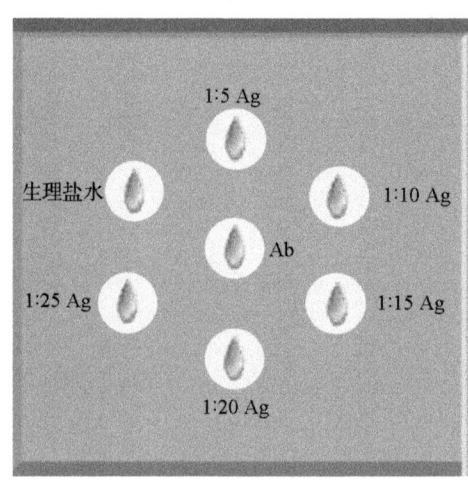

图 3-3 各加样孔抗原抗体示意图

6. 温育

将加样的琼脂凝胶板平放于湿盒内,置 37 ℃温箱内温育 24～48 h,观察沉淀线。

【结果判读】

1. 出现沉淀线的正常人血清最高稀释度为抗 IgG 的效价。

2. 双向免疫扩散试验中沉淀线一般在 24～48 h 内即可出现,迟于 72 h 仍无沉淀线出现则为阴性结果。

【实验讨论】

1. 观察抗原/抗体产生的白色沉淀线位置、形状与数目等,初步分析抗原/抗体的纯度、浓度与相对分子质量大小等特征。

2. 评价抗原/抗体的浓度。当抗原和抗体浓度相同时,沉淀线居中;若沉淀线靠近抗原孔,则表示抗体浓度较大;若沉淀线靠近抗体孔,则表示抗原浓度较大。出现这一现象主要是因为抗体或抗原浓度越大扩散越快,扩散距离越远。因此,沉淀线靠近浓度低的一方。若不出现沉淀线,可能为无相应抗原/抗体,或者抗原过量(图 3-4)。

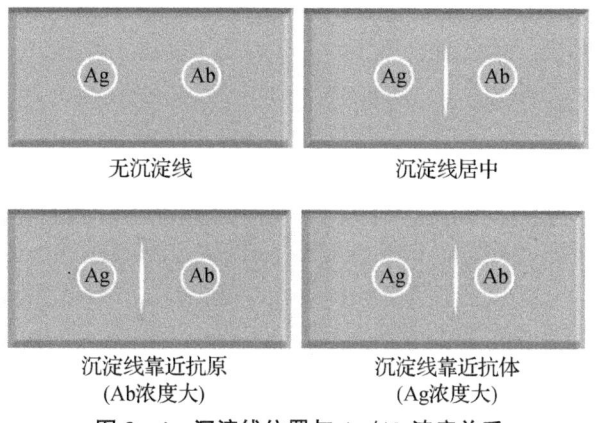

图 3-4 沉淀线位置与 Ag/Ab 浓度关系

3. 评价抗原/抗体的相对分子质量：当抗原和抗体相对分子质量大致相等时，沉淀线呈直线。抗原或抗体相对分子质量越小扩散越快；反之，相对分子质量越大扩散越慢。扩散慢者扩散圈小，局部浓度高，形成的沉淀线弯向相对分子质量大的一方(图 3-5)。

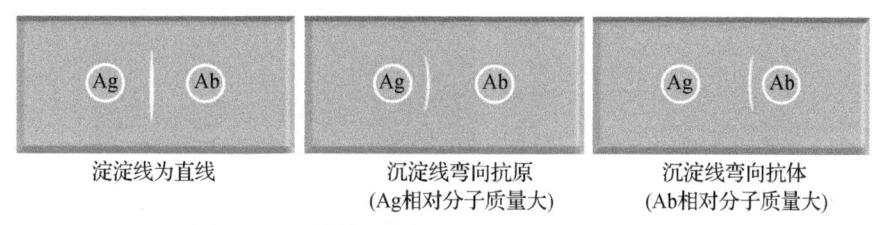

图 3-5 沉淀线形状与 Ag/Ab 相对分子质量关系

4. 评价抗原的性质：若相邻两抗原形成的沉淀线互相吻合相连，则表明抗体与两个抗原中的相同表位结合；若两条沉淀线相切，则表明两个抗原之间有部分相同；若两条沉淀线交叉，则表明两个抗原完全不同(图 3-6)。

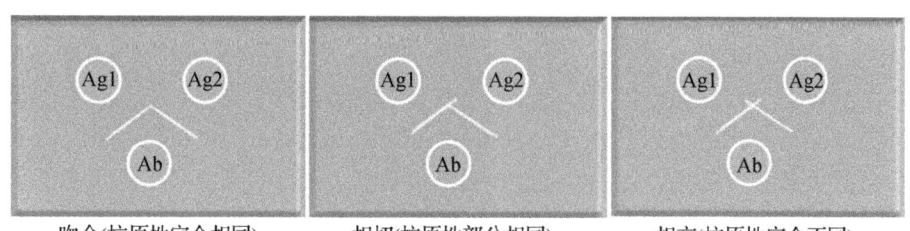

图 3-6 沉淀线形状与抗原性质

【注意事项】

1. 扩散时间要适当。时间过短，沉淀线不能出现；时间过长，会使已形成的沉淀线解离或散开而出现假象。

2. 加抗体或抗原的前后，均需要用生理盐水清洗加样器。

3. 本实验常见误差有：

（1）因加样凝胶孔的破损或凝胶板浇注后保存时间过长引起变形，导致沉淀线的位置及线条模糊不清；

（2）加样孔内溶液混有气泡，可能使溶液溢出孔外；

（3）打孔后挑取琼脂时，将凝胶板挑起，致使检测样品在凝胶孔的底部出现流溢。

【思考题】

1. 双向免疫扩散试验中怎样通过沉淀线来判断抗原与抗体是否相对应？
2. 什么是带现象？什么是前带现象？什么是后带现象？它们各自临床意义是什么？
3. 如果实验结果观察不到沉淀线，可能的原因有哪些？
4. 单向免疫扩散试验与双向免疫扩散试验的主要区别有哪些？
5. 试用双向免疫扩散技术设计一个抗原性质分析的试验。

实验四　免疫电泳

(实验讲解)

免疫电泳技术(immunoelectrophoresis)是一种结合了电泳分析和免疫沉淀试验的免疫化学分析方法,它利用直流电场驱动抗原和抗体在凝胶介质中的定向扩散反应,实现了高分辨率和高特异性的检测。该技术通过电场加速沉淀反应,固定和集中抗原抗体的扩散方向,提高了检测灵敏度,并允许在分离蛋白质组分后进行抗体反应,实现分离鉴定的一体化。免疫电泳技术已经发展出多种实验方法,包括对流免疫电泳、火箭免疫电泳、免疫固定电泳、交叉免疫电泳和自动化免疫电泳等。这些方法在科学研究和临床实验诊断分析中得到了广泛应用。免疫电泳技术以其高灵敏度、高分辨率、快速、微量和高特异性的特点,在生物化学、分子生物学和临床诊断等领域发挥着重要作用,并随着电泳技术的发展而不断优化和创新,为科学研究和临床诊断提供了强有力的工具。

【实验原理】

抗原样品先进行电泳,使其中各个不同成分分离成若干区带。然后沿电泳方向挖一个与之平行的横槽,加入已知的相应抗血清进行双向免疫扩散。经一定时间后,已分离成区带的各抗原成分与抗体在两者比例适宜处形成沉淀弧。将沉淀弧的位置、数量和形状与已知抗原、抗体形成的沉淀弧的位置和形状进行比较,即可分析样品中所含成分及其性质(图4-1)。

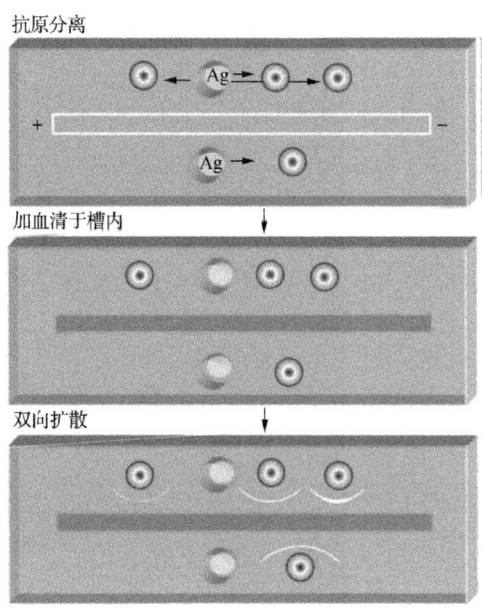

图4-1　免疫电泳实验原理

【试剂和器材】

1. 样本:对照人血清,待测样本(人血清IgG的分离提取液)。
2. 试剂
(1) 巴比妥钠缓冲液:0.05 mol/L,pH 8.6。
(2) 0.8%琼脂糖凝胶:5 ml/组。
(3) 1%溴酚蓝。
(4) 兔抗人全血清。
3. 器材
(1) 电泳仪(DYY-Ⅲ8B型)。
(2) 微量加样器:100 μl与200 μl微量移液器各1支/组。
(3) 载玻片1片/组,打孔器、针头1套/组。
(4) 刻度吸管(5 ml)1支/组,吸耳球1只/组。
(5) 坐标打孔槽图1张/组,挖槽刀片1张/组,蓝纱布1卷/组,带盖搪瓷盒1只/组。
(6) 试管4支/组,试管架1个/组。

【实验操作】

(操作演示)

1. 制板:将载玻片放置于水平台面上,吸取4 ml热溶的0.8%琼脂糖于载玻片上,待其自然凝固后,按图4-2打孔及开槽,用针挑去孔内琼脂,槽内琼脂待电泳后再挑去。

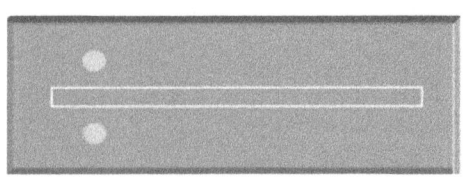

图4-2 免疫电泳制板、打孔及开槽演示图

2. 加样:按图4-3在上下孔中分别加入待测样本和人血清,勿使溢出,孔中加少许溴酚蓝作为指示剂。

图4-3 加样演示图

3. 电泳:琼脂两端用纱布搭桥,设置电压为 4~6 V/cm,电泳 1.5 h(一般指示剂泳动到离载玻片末端 1.5 cm 处时可停止电泳)。

4. 扩散:挑去槽内琼脂,加入兔抗人全血清。将琼脂板置于温盒 37 ℃ 扩散 24 h,观察结果。

【结果判读】

槽内两侧出现弧形沉淀线。

【实验讨论】

1. 免疫电泳分析法的成功与否,主要取决于抗血清的质量。抗血清中必须含有足够的抗体,才能同被检测样品中所有抗原物质生成沉淀反应。

2. 抗血清虽然含有对所有抗原物质的相应抗体,但抗体效价有高有低。因此要适当考虑抗原孔径的大小和抗体槽的距离。

【注意事项】

1. 隔水加热融化琼脂。

2. 融化的琼脂温度不宜太高。

3. 电泳板扩散后,可直接观察,也可染色后观察。

4. 搭桥应完全紧密接触,以免因电流不均而导致沉淀线歪曲变形。

5. 扩散影响因素:抗原、温度等。

6. 影响免疫电泳的因素:Ag/Ab 比例、抗血清质量。

【思考题】

1. 免疫电泳试验中选择溴酚蓝作为指示剂的依据是什么?

2. 溴酚蓝指示剂能否仅加入 1 个孔?为什么?

3. 简述免疫电泳的基本原理。

4. 为什么免疫电泳能对标本中蛋白抗原或抗体成分进行分析?

5. 取实验二所提取的 IgG 样品,用兔抗人全血清进行免疫电泳,发现两条沉淀线,说明什么问题?为什么?

实验五　血清总补体溶血活性(CH50)测定

(实验讲解)

补体(complement)是存在于人或动物血清中的一组具有酶样活性的不耐热蛋白质,是抗体发挥溶细胞作用的必要补充条件。补体可通过三条既独立又相互交叉的途径被激活,广泛参与机体抗微生物免疫防御反应与免疫调节,是反映机体免疫功能的重要指标。补体系统的测定通常包括两个方面:含量测定和活性测定。含量测定涉及测量补体成分的浓度,而活性测定则评估补体系统的功能状态。补体系统一旦被激活,会通过级联反应导致不可逆性的失活和消耗,因此活性测定更能反映体内补体的实际功能状态。在临床上,补体活性的测定对于多种疾病的诊断和治疗具有重要意义,例如系统性红斑狼疮(systemic lupus erythematosus, SLE)、类风湿关节炎(rheumatoid arthritis, RA)以及某些类型的肾炎。总补体活性测定(total complement activity assay)是一种检测血清中补体组分总活性的方法,主要反映补体经经典途径活化后的活性。其中,致敏绵羊红细胞溶血实验是总补体活性测定的经典方法之一,通过观察补体对绵羊红细胞的溶血作用来评估补体活性。

【实验原理】

绵羊红细胞(sheep red blood cell, SRBC)与其特异性抗体(溶血素)反应,形成免疫复合物(致敏 SRBC)。当加入受检血清后,血清补体可与红细胞膜上抗原与抗体复合物结合,从而活化补体经典途径,最终导致 SRBC 溶解。在30%~70%溶血范围内时,补体活性与溶血程度在一定范围内呈正比关系。在50%溶血时,溶血程度对补体量的轻微变动最敏感。因此,通常以50%溶血程度(CH50)作为判定反应终点的指标,该试验又称为补体50%溶血试验(complement CH50 assay)(图5-1)。

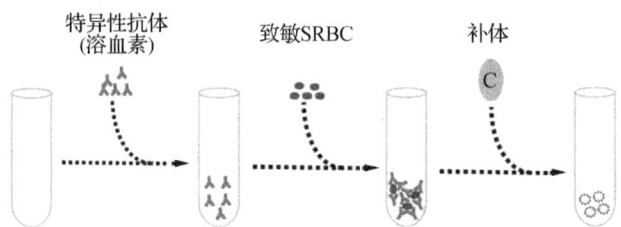

图5-1　总补体溶血活性(CH50)测定实验原理示意图

【试剂和器材】

1. pH 7.4 巴比妥缓冲液(BBS)。
2. 2% SRBC。
3. 2单位溶血素。
4. 待检血清。
5. 其他:17 g/L 高渗盐水、蒸馏水、试管架、10 ml 试管、小试管、0.5 ml/5 ml 吸管、吸耳球、37 ℃水浴箱、离心机、752型分光光度计。

(操作演示)

【实验操作】

1. 制备致敏 SRBC:2% SRBC 15 ml 加等量2单位溶血素,混匀,置37 ℃水浴 10 min。
2. 配制50%溶血标准管:吸取2%致敏 SRBC 0.5 ml,加蒸馏水2 ml 混匀,至 SRBC 完全溶解,即100%溶血管;然后加入17 g/L 高渗盐水2.0 ml,成为等渗溶液,再加入2%致敏 SRBC 0.5 ml,即为50%溶血管。
3. 稀释待测血清:取血清0.2 ml,加入 BBS 缓冲液3.8 ml 混匀,使成1:20稀释血清。
4. 于试管架上排列管径、色泽基本相同的小试管2排,每排10支。
5. 按表5-1所示,将稀释血清、BBS 缓冲液及致敏 SRBC 加至各管。加完液后混匀试管,试管置37 ℃水浴30 min,以2 500 r/min 离心5 min。
6. 将上述各管先与50%溶血标准管作初步目测比较,选出与标准管接近的两管。用752型分光光度计测定波长为542 nm 时的光密度,确定两管中与50%溶血标准管光密度最接近的测定管。

表5-1 血清总补体溶血活性测定   剂量单位:ml

试剂/管号	1	2	3	4	5	6	7	8	9	10
待测血清(1:20)	0.1	0.15	0.2	0.25	0.3	0.35	0.4	0.45	0.5	0.0
BBS 缓冲液	1.4	1.35	1.3	1.25	1.2	1.15	1.1	1.05	1.0	1.5
致敏 SRBC	1.0	1.0	1.0	1.0	1.0	1.0	1.0	1.0	1.0	1.0

【结果判读】

1. 根据最接近50%溶血标准管的测定管管号,查出该管所加待测血清用量,根据下列公式计算:

每毫升血清中补体含量(U/ml)= 1/血清用量×稀释倍数。

2. 参考值范围:50～100 U/ml。

【实验讨论】

1. 补体总量升高:主要见于恶性肿瘤、某些传染性炎症反应、梗阻性黄疸、急性心肌梗死、溃疡性结肠炎、糖尿病、痛风、甲状腺炎、急性风湿热、皮肌炎和结节性动脉周围炎。

2. 补体总量降低:主要见于补体消耗过多,常见于肾炎、系统性红斑狼疮(SLE)、自身免疫性溶血性贫血、类风湿关节炎、移植排斥反应、肾病综合征、大面积烧伤、外伤、手术、合成不足、肝病患者和遗传性补体缺陷。

【注意事项】

1. 待检血清必须新鲜。
2. 缓冲盐水、致敏 SRBC 均应新鲜配制。
3. 补体活性受多种因素的影响。
4. 本实验不能测定补体的绝对值,也不能测定补体系统中的成分。

【思考题】

1. 为什么待检血清必须新鲜?
2. 补体溶血活性测定结果会受到哪些因素影响?
3. 为什么补体溶血活性以 50% 溶血程度(CH50)而不是 100% 溶血程度作为判定反应终点的指标?

实验六　间接凝集试验
——检测抗肺炎支原体抗体

（实验讲解）

免疫凝集试验(agglutination test)是一种免疫学检测方法,它将颗粒性抗原(如细菌、螺旋体或红细胞)或表面吸附有可溶性抗原的颗粒性载体与相应的抗体进行特异性反应。在适宜的电解质条件下,这种反应会导致肉眼可见的凝集现象(agglutination)。免疫凝集试验的历史可以追溯到1896年,Widal发现伤寒患者的血清能够与伤寒沙门菌特异性地凝集,从而为伤寒病的诊断提供了一种有效手段。随后在1900年,Landsteiner通过对血型凝集现象的研究,发现了人类的ABO血型系统。

间接凝集试验(indirect agglutination test,IAT)是将可溶性抗原(或抗体)先吸附于适当大小的颗粒性载体(如正常人O型红细胞、细菌、胶乳微粒等)上,使之成为致敏的载体颗粒,然后与相应抗体(或抗原)反应,在适宜的电解质存在的条件下,出现肉眼可见的凝集现象。常用的载体有动物或人的红细胞、聚苯乙烯胶乳颗粒、明胶颗粒、活性炭等。由于载体颗粒增大了可溶性抗原的反应面积,当载体颗粒上吸附的抗原与微量抗体结合后,就可以出现肉眼可见的免疫反应,其敏感性比直接凝集反应高得多。

【实验原理】

将肺炎支原体(Mac株)细胞膜成分与明胶粒子制备成致敏粒子,加入系列稀释血清标本。如血清标本中存在抗肺炎支原体抗体,即可与致敏粒子上的抗原结合,静置后出现凝集现象;反之,不出现凝集现象(图6-1)。

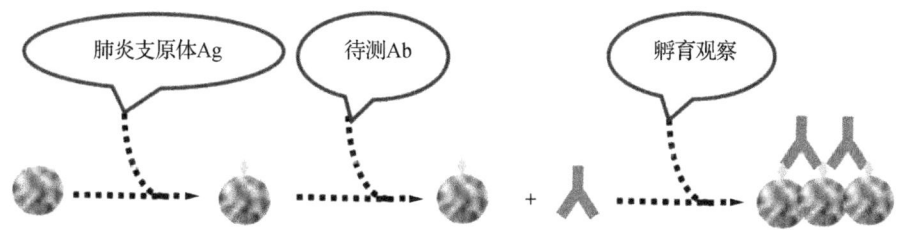

图6-1　间接凝集试验原理示意图

【试剂和器材】

1. 试剂盒组成

(1) 血清稀释液(液体):30 ml×1 瓶。

(2) 致敏粒子(冻干):1.5 ml×5 瓶。

(3) 未致敏粒子(冻干):0.5 ml×3 瓶。

(4) 阴性对照(液体):0.5 ml×1 瓶。

(5) 阳性对照(液体):0.5 ml×1 瓶。

(6) 2 支滴管(25 μl/滴,滴加致敏/未致敏粒子)。

2. 所需设备

(1) FASTEC"U"形微量反应板。

(2) 25 μl 和 50 μl 微量移液器(稀释样品/稀释血清)。

(3) 1.0 ml、2.0 ml 和 5.0 ml 移液管(吸收稀释液进行复溶等)。

(4) 试管。

(5) 平板混合器、37 ℃孵箱。

【实验操作】

1. 试剂准备:实验开始前 30 min,用血清稀释液复溶致敏粒子和未致敏粒子。

2. 具体实验流程

(1) 实验测试流程如表 6-1 所示(实验一般进行 8~12 组)。

(操作演示)

① 加血清稀释液:用试剂盒配备的滴管(25 μl/滴)或微量移液器,向第 1 孔内加 4 滴(共 100 μl)血清稀释液,向第 2 至第 8 孔(或更多)内各加 1 滴(25 μl)血清稀释液。

② 加样品:用微量移液器向第 1 孔内加 25 μl 待检样品。

③ 稀释样品:用微量移液器从第 1 孔至第 8 孔(或更多孔)进行对倍稀释,并从最后一个加样孔内丢弃 25 μl 混合液。此时,第 1 孔至第 8 孔(或更多)内样品稀释倍数为 1∶5~1∶640(或最高 1∶10 240)。

④ 加未致敏粒子:用试剂盒中一支滴管(25 μl/滴)向第 2 孔内加 1 滴未致敏粒子。

⑤ 加致敏粒子:用试剂盒中另一支滴管(25 μl/滴)向第 3 至第 8 孔(或更多)内各加 1 滴致敏粒子。此时,第 1 孔至第 8 孔(或更多)内样品最终稀释倍数为 1∶5~1∶1 280(或最高 1∶20 480)。

⑥ 混匀静置:用平板混合器混匀 30 s,然后加盖,37 ℃孵育 2 h。

⑦ 结果判定:读取凝集图像。

(2) 对照试验:确认样品和未致敏粒子的反应均为(-),而血清稀释液和致敏粒子以及未致敏粒子的反应均为(-)。具体操作如表 6-2。

① 加血清稀释液:用试剂盒配备的滴管(25 μl/滴)或微量移液器向第 3 至第 8 孔(或更多)内各加 1 滴血清稀释液。

② 加阳性对照:用微量移液管向第 2 孔内加 50 μl 阳性对照。

③ 稀释阳性对照:从第 2 孔中转移 25 μl 液体到第 3 孔,依此对倍稀释,并从最后一个加样孔内丢弃 25 μl 混合液。此时,第 2 孔至第 8 孔(或更多)的阳性对照稀释倍数为 1∶10(已预先稀释)~1∶640。

第一单元 非标记免疫技术

表 6-1 实验测试流程

操作步骤	孔号											
	1	2	3	4	5	6	7	8	9	10	11	12
血清稀释液样品/μl	100 25	25 25	25 25	25 25	25 25	25 25	25 25	25 25	25 25	25 25	25 25	25 丢弃 25 μl
稀释倍数	1:5	1:10	1:20	1:40	1:80	1:160	1:320	1:640	1:1 280	1:2 560	1:5 120	1:10 240
未致敏粒子/μl		25										
致敏粒子/μl			25	25	25	25	25	25	25	25	25	25
最终稀释倍数	1:5	1:20	1:40	1:80	1:160	1:320	1:640	1:1 280	1:2 560	1:5 120	1:10 240	1:20 480
	用平板混合器混匀,然后加盖静置 2~3 h 静置后进行结果判定											

表6-2 对照试验测定程序

操作步骤	孔号											
	1	2	3	4	5	6	7	8	9	10	11	12
血清稀释液/μl 阳性对照/μl	50⎬	25⎬	25⎬	25⎬	25⎬	25⎬	25⎬	25⎬	25⎬	25⎬	25⎬	25⎬ 丢弃 25 μl
稀释倍数	1:10	1:20	1:40	1:80	1:160	1:320	1:640	1:1 280	1:2 560	1:5 120	1:10 240	
未致敏粒子/μl	25											
致敏粒子/μl		25	25	25	25	25	25	25	25	25	25	25
最终稀释倍数	1:20	1:40	1:80	1:160	1:320	1:640	1:1 280	1:2 560	1:5 120	1:10 240	1:20 480	
用平板混合器混匀,然后加盖静置3 h进行结果判定												

④ 加未致敏粒子：用试剂盒中一支滴管(25 μl/滴)向第 2 孔内加 1 滴未致敏粒子。

⑤ 加致敏粒子：用试剂盒中另一支滴管(25 μl/滴)向第 3 至第 8 孔(或更多)内各加 1 滴致敏粒子。此时，第 2 孔至第 8 孔(或更多)内阳性对照最终稀释倍数为 1∶20～1∶1 280(或最高 1∶20 480)。

⑥ 混匀静置：用平板混合器混匀 30 s，然后加盖，37 ℃孵育 2 h。

⑦ 结果判定：在平板观测器上读取凝集图像。

【结果判读】

读取反应图像：将微量反应板轻轻置于平板观测器上，与对照的凝集图像(图 6-2)进行比较并按照表 6-3 判断标准进行结果判读。

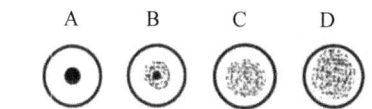

图 6-2　间接凝集试验结果判读参照图像

表 6-3　结果判断标准

反应图像描述	判断结果
颗粒呈纽扣状聚集，外周边缘为均匀且平滑的圆形(见图 6-2A)	－
粒子形成小环状，外周边缘为均匀且平滑的圆形(见图 6-2B)	±
粒子环明显变大，外周边缘不均匀且杂乱地凝集在周围(见图 6-2C)	＋
产生均一的凝集，凝集粒子在底部整体上呈膜状延伸(见图 6-2D)	＋＋

【实验讨论】

1. 稀释混合过程中，加样孔内出现气泡是否会影响实验的结果？
2. 阳性结果和阴性结果分别代表什么含义？

【注意事项】

1. 使用前应充分地混匀致敏粒子和未致敏粒子。
2. 如临床样品与致敏粒子(最终稀释 1∶40)的反应图像判定为(±)，则应保留样本以备复查。
3. 阳性结果并不能确诊是肺炎支原体感染，需结合临床表现和其他检测结果进行综合判断。
4. 抗体含量极低的样本，该试验可能无法准确检测，导致阴性结果。
5. 高抗体滴度的样品可能在低稀释度时出现前带现象。

【思考题】

1. 间接凝集反应主要有哪几种？比较其机理及用途。
2. 间接凝集试验检测抗肺炎支原体抗体有哪些优缺点？
3. 间接凝集试验在操作过程中应注意哪些问题？

实验七　散射比浊分析技术（模拟操作）

（实验讲解）

免疫比浊法（immunoturbidimetric assay，IA）是将液相内的沉淀反应与光学仪器和自动分析技术相结合的一种分析技术。抗体与可溶性抗原反应，形成一定结构的免疫复合物，成为悬浮于反应溶液中的微粒。在沉淀反应中形成的复合物微粒具有特殊的光学性质，可用仪器检测，提高了检测的速度、灵敏度和易操作性。其按光路可分为免疫透射比浊法和免疫散射比浊法。

一定波长的光沿水平轴照射，通过溶液时遇到抗原抗体复合物粒子，对光线形成折射，发生偏转，光线偏转的角度与发射光的波长和抗原抗体复合物颗粒大小和多少密切相关。散射光的强度与复合物的含量成正比，即待测抗原越多，形成的复合物也越多，散射光也越强。散射光的强度还与各种物理因素，如加入抗原或抗体的时间、光源的强弱和波长、测量角度等密切相关。此为免疫散射比浊技术。散射比浊技术按测试技术不同可分为终点散射比浊法、定时散射比浊法、速率散射比浊法和乳胶增强免疫比浊法。

一、速率散射比浊法

【检测原理】

速率散射比浊法（rate nephelometry）是一种抗原抗体结合动态测定法。所谓速率，是指抗原抗体结合反应过程中，在单位时间内两者结合的速度。速率法是测定最大反应速率，即在抗原抗体反应达到最高峰时，通常为数十秒钟，测定其复合物形成的量。在抗体过量的情况下，峰值的高低与抗原的量成正比。峰值出现的时间与抗体的浓度及其亲和力直接相关。不同抗原含量的样本，其速率峰值不同，通过微电脑处理，可以求出抗原含量。速率散射比浊法使体液特定蛋白的测定更加准确和快速，是临床免疫学诊断的重要应用技术之一。速率散射免疫比浊法以IMMAGE 800散射比浊分析系统为代表。

【系统组成】

IMMAGE 800速率散射比浊分析系统由分析仪、计算机、打印机三部分组成。其中分析仪是系统的主要部分，包括浊度仪、加样系统、试剂和样品转盘、清洗工作站等。

【适用检测项目】

速率散射比浊分析系统常用于临床血液、脑脊液和尿液中抗原抗体、激素和肿瘤标志物等微量蛋白质的定量检测。临床常用的检验项目组合如下：

1. 免疫性功能评估：免疫球蛋白 A(IgA)、免疫球蛋白 G(IgG)及其亚型(IgG1、IgG2、IgG3 与 IgG4)、免疫球蛋白 M(IgM)、免疫球蛋白 E(IgE)、补体 C3(C3)、补体 C4(C4)、κ 轻链(KAP)、λ 轻链(LAM)。

2. 类风湿关节炎指标：类风湿因子(RF)、C-反应蛋白(CRP)、抗链球菌溶血素 O(ASO)。

3. 炎症状态监测：白蛋白(ALB)、α_1-酸性糖蛋白(AAG)、α_1-抗胰蛋白酶(AAT)、铜蓝蛋白(CER)、C-反应蛋白(CRP)、触珠蛋白(HP)。

4. 肾功能监测：尿微量白蛋白(MA)、尿免疫球蛋白(IgU)、尿转铁蛋白(TRU)、α_1-微球蛋白(α_1MG)、α_2-巨球蛋白(A_2G)、β_2-微球蛋白(β_2-MG)。

【样本处理及要求】

1. 血清样本准备：常规采集静脉血 2~5 ml，不抗凝，置普通试管中或采用含分离胶的黄色真空采血管。室温(15~25 ℃)放置，待血液凝固后 1 000~2 000 g 离心 5 min，分离制备的血清在室温下可保存 48 h，在普通冰箱中(2~8 ℃)可保存 1 周，在−20 ℃冰箱冷冻保存 1 个月。无法立即检测的标本保存时均需加塞密闭或覆盖湿巾。(注意：随着标本放置时间的延长，C3 转变成 C3c 的量可增高达 30%。)

2. 尿标本准备：可采集随机尿液或定时尿液作检测标本，测定前尿液标本必须离心，但不必稀释。尿液样本应及时检测，不宜保存。

【分析系统操作流程】

1. 开/关机程序

(1) 开机：打开打印机和显示器，打开操作电脑，打开仪器开关。

(2) 关机：当机器处于 Standby 状态时，在 Utils 中选择 F12 Shutdown。等待一会儿，当屏幕出现 Shutdown completed、Power off the immage and Reboot the system 时，关仪器、操作电脑、显示器及打印机。

2. 读试剂卡与试剂装载

把试剂卡放入样品架→把样品架放入样品盘→在 Rgts/Cal 中选 F8 Read Cards。把试剂盘放入仪器→在 Rgts/Cal 中选 F1 Read Reagent。设定缓冲液和

(操作演示)

稀释液位置时,在 Rgts/Cal 中选 F3 Buffer/Diluent→在下拉菜单中选择液体名称→在 Lot 中输入批号。

3. 项目定标

（1）读取定标卡：把定标液卡放入样品架→把样品架放入样品盘→在 Rgts/Cal 中选 F8 Read Cards。

（2）项目定标：在 Rgts/Cal 中选定要定标的项目（位置号变蓝）→选 F4 Request Cal→输入定标液架杯位→在下拉菜单中（向下箭头）选择定标液批号→选 F9 Save→可选 F6 Cal ldlist 观察定标液放在哪个位置→放入定标液→在主菜单选 RUN。

4. 日常质控

每天至少要求运行两个水平以上的质量控制血清,与标本同时测定。重新定标、更换试剂、仪器保养及维修后应重新运行质控品。

5. 常规样本测定

（1）单个样本编程

进入 Samples 界面→在 Rack 中输入架号,在 pos 中输入位置号,在 Sample ID 中输入样本号→在 panel 中输入组合号和/或选项目→选 F10 Save/next 到下一标本,贮存现有样品信息,继续编程另外样品→将样品放上样品架→若按样品架/位置编程,确认样品是否放在正确位置→若按样品号(ID)编程,确认样品管上的条码位置→将样品架放上样品转盘,按 RUN。

（2）批量编程

进入 Samples 屏幕→在 panel 中输入组合号和/或选项目→选 F4 Program Batch→在 Racks 中输入所用的架号（可输入单个架子号如 7,或输入多个架子号如 7～10）→在 No of samples in batch 中输入样本个数→选 ok→依次输入样本号,选 F10 End Batch→将样品放上样品架→若按样品架/位置编程,确认样品是否放在正确位置→若按样品号(ID)编程,确认样品管上的条码位置→将样品架放上样品转盘,按 RUN。

6. 结果查询及处理

选入 Results 屏幕→在 Sample Ids 中输入样本号（只能输入单个样本）→或 Range 中输入起始样本号,在 Thru 中输入最后一个样本号（可多个）→或在 Rack(s)中输入架号（可同时输多个架子号如 1～4）→选 F1 Display Results（在屏幕上显示结果）→或选 F8 Send to host（发送到中文电脑）→或选 F10 Print Report（打印报告）→打印报告前可改变报告格式，选 F9 Report Format。

【分析系统日常保养】

1. 每日保养

检查冲洗液余量及冲洗管道，检查废液桶及排废管道，检查仪器底部有无液体渗漏，检查注射器阀、管道和活塞头，清洁试剂针、样品针、试剂搅拌针和样品搅拌针外表面。

2. 每月保养

清洁仪器表面，清洗仪器所有风扇的过滤网，记录仪器工作次数。

3. 按需保养

清洁打印机打印头，对样品盘、试剂盘和样品架进行清洁及消毒，每做 10 000 个测试需要更换反应杯，注射器漏水需要更换注射器活塞头。

【抗原过量的自动监测】

在免疫沉淀反应中，只有在抗体过量的条件下，散射信号值与抗原量的增加才能成正比关系。在当该反应过程完成时，再加入已知相应抗原到该反应体系中，如果新增的抗原可与过量的抗体结合反应，则产生新的速率峰，由此证明抗体过量，待测的抗原免疫反应完全；若新加入抗原后不出现新的速率峰，则说明反应体系中抗体不足，即可能出现待测抗原尚未完全反应，存在抗原过量，需将待测样品进一步稀释复测。

二、终点/定时散射比浊法

【检测原理】

终点散射比浊法（endpoint nephelometry）是指抗原和抗体反应达到平衡时，免疫复合物形成的量不再增加，反应体系的浊度不再变化（但又不能出现絮状沉淀影响浊度的判断），可以认为免疫反应结束，测定此时的溶液浊度。定时散射比浊法（timing nephelometry）由终点散射比浊法改进而成。该方法的基本原理是，由于免疫沉淀反应是在抗原、抗体相遇后立即开始，在极短的时间内反应介质中散射信号变动很大，此时计算峰值信号而获得的结果会产生一定误差，因此在测定散射信号时不与反应开始同步，而是推迟几秒用以扣除抗原、抗体反应的不稳定阶段，从而将这种误差降至最低。终点/定时散射比浊法以 BNⅡ散射比浊分析系统为代表。

【系统组成】

BNⅡ散射免疫比浊分析系统由分析仪主机、计算机、键盘、打印机、条形码扫描仪等组成。分析仪主机具有加样、温育、比色、清洗等功能，主要结构包括加样系统、温育转盘、光路系统和液路系统等。

【适用检测项目】

与上述速率散射比浊分析系统 IMMAGE 800 基本相同。

【样本处理及要求】

与上述速率散射比浊分析系统 IMMAGE 800 基本相同。

【分析系统操作流程】

1. 开/关机程序

（1）启动 BNⅡ程序：打开电源开关，点击 BNⅡ图标→登录在 user 一栏中选择用户名→并在 password 一栏中输入密码→点击 ok→系统初始化。

（2）关闭 BNⅡ程序：选择 File-Quit 退出程序→点击 Perform→分析仪执行关机前的清洗→所有架子道上的二极管亮灯→所有的二极管灯灭→程序结束→关闭打印机、电脑，最后关闭分析仪。

2. 装载稀释条与试剂

（1）装载稀释条：点击 Analyzer 区域 Diln. wells 一栏或菜单 Routine-Dilution wells，打开分析仪前盖，在相应位置装载稀释条，关闭前盖，点击 ok。

（2）装载系统液：点击 Analyzer 区域 System liquids 一栏或菜单 Routine-System liquids，点击 Reload liquids 按钮，将水平传感器和吸嘴装载新的液体瓶上，再点击 System liquid reloaded。

（3）装载反应试剂、定标液和质控品：将需要使用的试剂放进试剂架后，插入 1~5 号试剂通道，辅助试剂和试剂列表中标有"X"的试剂插入 3~5 号试剂通道。定标液使用专用试剂架，插入 6~15 号试剂通道。

3. 项目定标

（1）测定参考曲线：选中 Calibration-Reference curves→点击目标试验→在 Reagent lots 菜单中，选中放进分析仪的那一批号→点击 Measure 按钮。

（2）查看参考曲线：选中 Calibration-Reference curves→点击目标试验→在 Reagent lots 菜单中找到批号→点击 show curves 按钮。

4. 日常质控

将质控品装载在特定样本架上，选择 Routine-Enter job list→对话框打开→在 Sample 标识区输入质控品编号→在 Profile 或 Assay 标识区选择测定项目→点击 Dilution→选中所需稀释度→点击 ok→返回 Enter job list→点击 Save & Close 退出。

5. 常规样本编程

（1）单个样本编程：选择 Routine-Enter job list→对话框打开→在 Sample 标识区输入样本编号→如果是急诊样本，点击 STAT 前面的查看框→在 Profile 或 Assay 标识区选择测定项目→如需更改稀释度，点击 Dilution→选中所需稀释度→点击 ok→返回 Enter job list→点击 Save→继续输入下一个标本或点击 Save & Close 退出。

（2）批量样本编程：选择 Routine-Enter joblist→对话框打开→点击 Batch input 框→在 Number 框输入样本数→在 Start no 框输入起始样号。

6. 常规样本上机检测

（1）手工上机：选择 Routine-Loading 或工具栏中的 loading 按钮→打开 loading 对话框→从 Rack identification 框中选择样本架→将样本装载到所选的样本架→在右侧 Sample identifier 列表框中选择放在试管架上的样本→至左侧样本架区域选择要装载样本的位置→点击 Take 确认，或点击 Autoload 系统自动依次将尚未装载的样本分配到选择好的架子上。

（2）仪器扫码上样：将样本插入样本装载架，条形码朝外，推进仪器样本通道 5～15 号位置。

7. 结果查询及处理

选中 Results-Lab journal 或通过工具栏选择 Lab journal→Lab journal 对话框打开，显示样本结果。

8. 删除样本

选中 Results-Lab journal 或通过工具栏选择 Lab journal→Lab journal 对话框打开→点击要删除的样本或试验要求→对话框打开→仅删除被选样本的试验要求→点击 Request only→删除所有的选择包样本和它的试验要求→点击 Complete selection

9. 弹出试管架

选中 System-Rackstatus→点击要弹出的试管架→点击 Eject 弹出键。

【系统日常保养】

1. 每日保养：擦拭样品针和试剂针，清除沉淀物。

2. 每月保养：用新配制的10%次氯酸钠或湿纱布擦洗仪器表面，用蒸馏水清洗过滤网，晾干。

3. 按需保养：根据检查量更换反应杯，检查并清洗样品针和试剂针，在必要时更换注射活塞。

【抗原过量的自动监测】

采用预先反应程序，防止抗原过量。预先反应程序首先让少量样品与抗血清混合，然后在短时间内监测它的反应信号。若反应信号处于正常阈值范围内，正常样品量就会加进反应物内；若反应信号超出阈值范围，说明反应中抗原过量，样品会稀释后才进行分析。这种预反应程序可达到监测抗原过量和减少试剂消耗的目的。

【注意事项】

1. 标本：标本混浊、脂浊（餐后采血时发生）、长期保存、反复冻融或血清分离不当等，均会导致反应体系的浊度假性升高。因此，标本要求为新鲜且充分离心分离的血清。必要时可稀释后测定。

2. 抗体：抗体质量对免疫比浊测定的影响较大，要求抗体具有高特异性、高效价、高亲和力。如果试剂中的抗体效价过低、含有交叉反应性抗体、增浊剂PEG6000（聚乙二醇）浓度过高、抗血清经过灭活处理或被污染均会导致反应体系浊度的假性增加。

3. 抗原抗体比例：抗原抗体比例是免疫浊度分析的关键因素，只有在两者比例合适时，才能有效形成较大的免疫复合物颗粒。否则，形成的复合物颗粒过小，使反应体系浊度降低，导致测定结果比实际值偏低。

4. 反应条件：反应液的pH为6.5～8.5时，抗原抗体亲和力大，有利于免疫复合物的形成；pH过高或过低均会引起蛋白质变性，从而导致浊度假性升高。同时，电解质的性质和强度也会影响复合物的形成和稳定性，离子强度过高会引起蛋白质盐析，导致浊度假性升高，高强度的负离子可加快免疫复合物的形成，而低强度的负离子则减慢免疫复合物的形成。临床常用磷酸盐缓冲液。

5. 入射光波长：入射光波长影响免疫比浊法的灵敏度，因此波长的选择非常重要。

6. 校准与质控：需定期校准标准曲线，或在更换试剂批次后重新校准曲线。同时选择合适的质控品，进行室内质控，以保证检测结果的准确可靠。

【思考题】

1. 免疫沉淀类试验的发展经历了哪些阶段？现代仪器分析技术如何推动了沉淀类试验在临床的应用？

2. 结合见习实验室的散射比浊分析系统，简述散射比浊分析仪的操作流程、影响免疫浊度分析的因素和解决措施。

第二单元 标记免疫技术

标记免疫技术(labeled immunoassay)是一种利用酶、发光底物、放射性同位素或电子致密物质等标记物来标记抗体或抗原,从而检测抗原-抗体反应的技术。这种技术具有高灵敏度和特异性,已广泛应用于生物医学研究和临床诊断。标记免疫技术主要分为两大类:免疫组织化学技术和免疫测定。免疫测定常见的类型包括放射免疫试验、酶联免疫试验、化学发光免疫试验、荧光免疫试验和流式细胞分析技术等。

实验八 酶联免疫吸附试验
——检测血清乙型肝炎病毒表面抗原

(实验讲解)

酶免疫试验(enzyme immunoassay, EIA)建立于20世纪70年代,是继荧光免疫试验和放射免疫试验之后的第三大经典免疫标记技术。它是一种以酶标抗体(抗原)作为主要试剂,将酶高效催化反应的专一性和抗原-抗体反应的特异性相结合的免疫检测技术。对体液标本中的抗原(抗体)进行定性和定量检测的EIA称为酶免疫测定技术,酶联免疫吸附试验(enzyme-linked immunosorbent assay, ELISA)为一种酶免疫测定技术。双抗体夹心法是将含有已知抗体的抗血清吸附在反应板上的小孔中,洗涤一次;加待测抗原,如两者特异性结合,再加入与待测抗原特异性反应的酶联抗体,使一个单位的抗原同时结合两个单位的抗体形成"夹心";最后加入该酶的底物,根据产生的有色酶解产物颜色的深浅来判断待测抗原的含量。

【实验原理】

在反应板孔中包被抗-HBs,加入受检血清,使之与板孔内包被抗-HBs抗体结合,同时加入酶结合物(含酶标抗-HBs),使其与血清中HBsAg结合,洗涤后加入底物(TMB)显色,根据显色深浅,可判定血清中HBsAg的有无及含量高低

(图 8-1)。

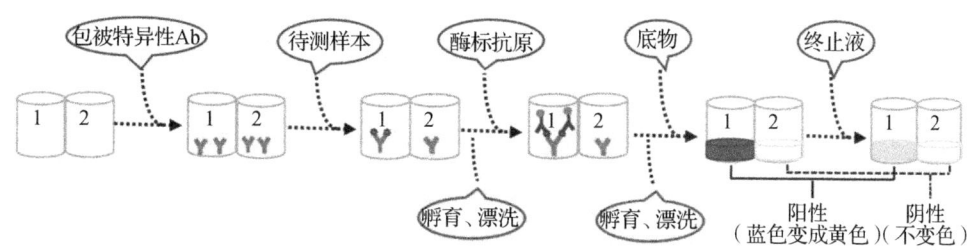

图 8-1 双抗体夹心法检测血清乙肝表面抗原示意图

(扫码见彩图)

【试剂和仪器】

1. 试剂盒组成:包被抗-HBs反应板/条、酶结合物1瓶、HBsAg阳性对照1瓶、HBsAg阴性对照1瓶、洗涤液1瓶(用前作1:20稀释)、显色剂A 1瓶、显色剂B 1瓶、终止液1瓶、封片若干。

2. 仪器:37 ℃恒温箱或水浴箱、微孔振荡器、微量移液器(20~200 μl)、吸水纸、洗板机(或洗瓶)、酶标仪。

3. 待检血清。

【实验操作】

1. 配制工作浓度洗涤液:取480 ml纯化水,加入20 ml洗涤液,充分混匀后待用。

2. 加样:加入75 μl待测标本和HBsAg阴性、阳性对照于反应孔中(建议设阳性对照1孔,阴性对照3孔,空白对照1孔)。

(操作演示)

3. 第一次温育:用封片纸覆盖反应板,微孔振荡器振荡10 s后放置37 ℃温育60 min。

4. 加酶结合底物:去封片,向待测样本孔、阴性对照孔和阳性对照孔内各加入50 μl酶结合物(空白对照孔不加)。

5. 振荡混匀:在微孔振荡器上振荡10 s,或手工轻轻振荡10 s。

6. 第二次温育:用封片纸覆盖反应板后,放置37 ℃温育30 min。

7. 洗板

(1) 手工洗板:撕去封片纸,弃去反应条孔内液体,用预先配制的工作浓度洗涤液注满各孔,静置30~60 s,甩干,重复5次后于干净的吸水纸上拍干。

(2) 洗板机洗板:选择5次洗涤程序,用预先配制的工作浓度洗涤液注满各孔,静置30~60 s,并确保每次无残留吸净孔内洗涤液,洗完5次后在干净的吸水纸上拍干。

8. 加显色剂：洗涤结束后立即在所有孔内加 1 滴显色剂 A(50 μl)，然后每孔再加 1 滴显色剂 B(50 μl)。

9. 第三次温育：微孔振荡器振荡 10 s 后，封片后置 37 ℃温育 30 min。

10. 加终止液：在所有孔内加入 1 滴(50 μl)终止液，振荡混匀反应板 5 s。

11. 结果判读

(1) 比色法

① 先用显色剂空白对照孔校零，然后读取波长 450 nm 处各孔 OD 值。

② 当待测样品 OD 值(S)和 Cutoff 值(COV)比值(S/COV)≥1.0，说明该待测样本 HBsAg 结果为阳性；当 S/COV≤1.0，说明该待测样本 HBsAg 结果为阴性。

注：若阴性对照平均 OD 值($NC_{\bar{x}}$)≤0.1，阳性对照 OD 值(PC)≥1.000，则检测结果有效。$COV=NC_{\bar{x}}+0.100$。

(2) 目测法

① 加显色剂后，溶液呈现蓝色(加终止液后为黄色)，说明该待测样本 HBsAg 结果为阳性。

② 加显色剂后，溶液颜色无明显变化，说明该待测样本 HBsAg 结果为阴性。

【实验讨论】

1. 商品化试剂盒除提供包被用的抗体外，部分试剂盒还提供已经包被固相抗体的酶标反应板。当自行包被酶标反应板时，应防止包被液蒸发。

2. 空白对照孔 OD 值过大：可能与触及酶标板底部留下指纹、影响 OD 的测量有关，也可能与洗涤时旁边孔的洗涤液外流至空白孔有关。

3. 标准品两组 OD 值差异较大：可能与微量移液器操作手法不熟练有关，导致不同组间差异较大。

4. 其他 OD 值不准确的情况：可能是由于加样时样品挂壁、出现气泡，或洗涤时液体外溢至其他孔等不正确操作所致。

5. 以下冻融过的样品可能会引起本实验结果的假阳性：可能是由于样品中含高滴度免疫球蛋白(IgG 骨髓瘤，IgM 骨髓瘤，怀孕前 3 个月的妇女血清，流感疫苗抗体)、大肠杆菌抗体、抗-CMV 阳性、抗-EBV 阳性、抗-HSV 阳性、风疹抗体阳性、霉菌感染、抗核抗体阳性、梅毒阳性、类风湿因子或弓形虫抗体阳性所致。

【注意事项】

1. 实验过程中加样量力求准确，每次加样均需换清洁加样枪头。

2. 温育时需将反应板置于湿盒内。温育应均匀,避免出现边缘效应。

3. 底物溶液在临用前配制。

4. 一次性封片不可以重复使用。

5. 结果判断须在反应终止后 20 min 内完成。

6. 注意阳性标本的处理。

【思考题】

1. 甲胎蛋白(AFP)定量检测可采用何种 ELISA 方法？请设计这一实验(提示:需绘制标准曲线)。

2. 检测患者血清总抗-HBs 水平有何临床意义？

3. 待测标本显色强度越深,是否意味着血清抗原浓度越高？

4. 如何避免 ELISA 检测 HBsAg 过程中出现假阴性或假阳性结果？

5. ELISA 检测 HBsAg 过程中,钩状效应的发生见于什么情况？

实验九　荧光免疫分析技术
——检测抗核抗体（ANA）

（实验讲解）

抗核抗体（anti-nuclear antibody，ANA）是自身免疫性疾病患者血清中最常出现的一类自身抗体，ANA 检测对于自身免疫性疾病的诊断具有重要意义。ANA 传统上是指抗细胞核抗原成分（包括 DNA、RNA、蛋白或这些物质的分子复合物）的自身抗体的总称。近年来，ANA 的概念有所扩大，是指抗真核细胞所有抗原成分（包括核酸、核蛋白、细胞骨架及胞质成分等）的自身抗体。抗体主要为 IgG，也包括 IgA、IgM、IgD 和 IgE，它们可与不同种属来源细胞的相应抗原成分发生反应。ANA 主要存在于血液中，也可存在于胸腔积液和关节滑膜液等体液中。ANA 检测是许多自身免疫病诊断的首选筛查项目。

【实验原理】

以 HEp-2 细胞/灵长类肝脏生物薄片为自身抗原基质，将稀释血清样本加到抗原片上。如血清中存在特异性抗体，将与包被在固相上的相应抗原特异性结合，特异性抗体再与荧光素标记的抗人抗体结合，然后在荧光显微镜下观察。阳性标本经系列稀释后可测出其滴度（1∶10，1∶32，1∶100，1∶320，1∶1 000 等）（图 9-1）。

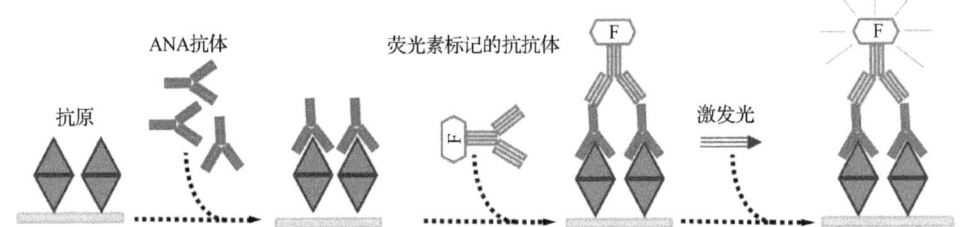

图 9-1　间接荧光试验示意图

【试剂和器材】

1. 生物载片（图 9-2）、滴定平板（3 mm×5 mm）。
2. 荧光素标记的羊抗人 IgG。
3. 阳性对照血清、阴性对照血清。
4. 磷酸盐缓冲溶液（PBS，pH 7.2）、吐温 20。
5. 封片介质（甘油）、盖玻片。

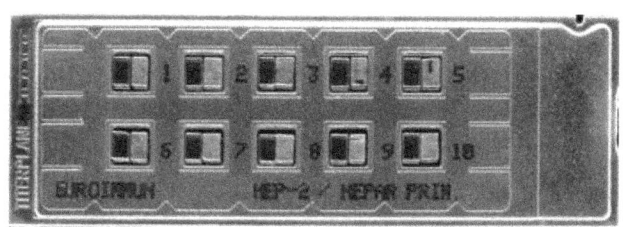

图 9-2 生物载片

【实验操作】

1. 稀释样本:每管加入 1 000 μl PBS,然后加入 10 μl 待测样本进行 1∶100 稀释,混匀待用。

(操作演示)

2. 加样:在滴定平板的每个反应区加入稀释后的血清(25 μl/反应区),避免产生气泡。滴加完所有待测样本后,开始温育。

3. 第一次温育:将生物载片盖在滴定平板对应的凹槽里,反应即开始。确保每个标本均能与生物载片相接触,而标本之间互不接触。室温孵育 30 min。

4. 第一次清洗:先用流动的 PBS 溶液冲洗载片,然后立即放入 PBS 小杯中浸泡,浸泡至少 5 min。然后取出载片,擦去多余水分。

5. 加抗体:将 20 μl 荧光标记的抗人球蛋白加入洁净滴定平板的每个反应区,完全加完后方可继续温育。

6. 第二次温育:将载片盖在滴定平板对应的凹槽里,室温孵育 30 min。

7. 第二次清洗:先用流动的 PBS 冲洗载片,然后立即放入 PBS 小杯中浸泡,浸泡至少 5 min。然后取出载片,擦去多余水分。

8. 封片:在盖玻片上滴加 10 μl 甘油。

9. 结果观察:在荧光显微镜下观察荧光信号(40×)。

【结果判读】

1. 荧光强度的判断

无或仅见极微弱荧光为"－",荧光较弱但清楚可见为"＋",荧光明亮为"＋＋",出现耀眼强荧光为"＋＋＋"。所有样本出现特异荧光强度"＋＋"及以上判定为阳性,而对照品应呈"－"或"±"。血清样品出现荧光强度为"＋＋"的最高稀释度判定为特异性抗体效价。

2. 经典核型判读

(1) 核均质型:HEp-2 生物载片上的间期细胞核呈均匀荧光,分裂期细胞浓缩染色体荧光增强;猴肝生物载片上的肝细胞核阳性,呈均匀荧光,荧光强度与

HEp-2 细胞基本一致。

（2）核细颗粒型：HEp-2 生物载片上的间期细胞核呈细颗粒荧光，部分核仁阴性，分裂期细胞浓缩染色体阴性，染色体周围呈颗粒样荧光；猴肝生物载片上的肝细胞核呈颗粒样荧光，部分核仁阴性，荧光强度明显弱于 HEp-2 细胞。

（3）核粗颗粒型：HEp-2 生物载片上的间期细胞核呈颗粒样荧光，核仁阴性，分裂期细胞浓缩染色体阴性，染色体周围呈颗粒样荧光；猴肝生物载片上的肝细胞核呈颗粒样荧光，核仁阴性，荧光强度与 HEp-2 细胞基本一致。

（4）核着丝点型：HEp-2 生物载片上的间期细胞核内出现大小数目相同且均匀分布的点状荧光，分裂期细胞浓缩染色体处出现浓缩点状荧光；猴肝生物载片上的肝细胞核内可观察到 10~20 个荧光点，荧光强度明显弱于 HEp-2 细胞。

（5）核点型：HEp-2 生物载片上的间期细胞核内出现大小、数目、强度不均的点状荧光，分裂期细胞浓缩染色体阴性；猴肝生物载片上的肝细胞核内出现大小、数目不均一的点状荧光，荧光强度与 HEp-2 细胞基本一致。

（6）核仁型：HEp-2 生物载片上的间期细胞核仁阳性，分裂期细胞浓缩染色体阴性；猴肝生物载片上的肝细胞核仁阳性，荧光强度与 HEp-2 细胞基本一致。

【实验讨论】

1. 均质型：主要相关自身抗体包括抗 dsDNA、核小体和组蛋白抗体等，与抗组蛋白抗体、抗 DNA 有关，引起 LE 细胞形成的主要疾病为 SLE 和药物性狼疮。

2. 颗粒型：涉及抗核糖体核蛋白颗粒抗体、抗核糖核蛋白抗体、抗 Sm 抗体、抗干燥综合征 B 抗体等。

3. 核仁型：主要相关自身抗体包括抗纤维蛋白原抗体、RNA 多聚酶-1 抗体、人抗多发性肌炎硬皮病抗体等。

4. 着丝点型：多见于 CREST 综合征（系统性硬化症的变异型）。

5. 核膜型：与抗 dsDNA 有关，多见于 SLE 患者，特别是有肾炎的患者。

6. 胞浆型：是 SLE 的特异性抗体之一，可能与 SLE 的精神症状有关。

【注意事项】

1. 阳性和阴性对照无须稀释，使用前需混匀，每次实验均须做对照。

2. 不要触及生物载片。

3. 不需要传统的"湿盒"。

4. 稀释后的血清加至加样板的反应区中,避免产生气泡。

【思考题】

1. 简述荧光抗体试验检测的主要核型及原理。

2. ANA 检测有何临床意义?

3. 荧光抗体染色技术在检验医学中有哪些应用?

实验十 化学发光免疫分析（模拟操作）

（实验讲解）

化学发光免疫分析（chemiluminescence immunoassay，CLIA）是用化学发光剂直接标记抗原或抗体（化学发光剂标记物），与待测标本中相应的抗体或抗原、磁颗粒性抗原或抗体反应，通过磁场把结合状态（沉淀部分）和游离状态的化学发光剂标记物分离开来，然后加入发光促进剂进行发光反应，通过对发光强度的检测进行定量或定性检测。其具有灵敏度高、可实现自动化、使用简便、安全、无放射性污染等优点，可分为两种类型：一类是发光剂作为底物的化学发光酶免疫分析，另一类是发光剂作为标记物的化学发光标记免疫分析和电化学发光免疫测定。

【检测原理】

电化学发光免疫分析（electrochemiluminescence immunoassay，ECLIA）是以电化学发光剂三联吡啶钌（Ru）标记抗体或抗原，以三丙胺（TPA）为电子供体，在电场中因电子转移而发生特异性化学反应，包括电化学和化学发光两个过程。在进行电化学发光免疫分析时，反应体系内的待测物与其相应的抗体发生免疫反应，形成磁性微粒包被抗体-待测抗原-三联吡啶钌标记抗体的免疫复合物。反应完成后，复合物进入流动室，同时注入TPA缓冲液。当磁性微粒流经电极表面时，被电极下的电磁铁吸引而留在电极表面，而未结合的标记抗体和游离待测物被缓冲液冲走。同时电极施加电压，启动电化学发光反应，使三联吡啶钌和TPA在电极表面进行电子转移，产生电化学发光，发射一个波长为620nm的光子。发光信号由安装在流动池上方的光信号检测器测量，光强度与待测抗原的浓度呈正比，结合已知浓度被测抗原的标准剂量-反应曲线，光强度信号被仪器配置的计算机自动计算成被测抗原浓度。

电化学发光免疫分析使用的标记物三联吡啶钌在电场中可不断得到TPA提供的电子而持续发光，信号强度高；三联吡啶钌直接标记抗原或抗体，结合稳定，不影响标记物的理化特性，本底检测信号极低，检测特异性更高，检测线性范围宽，灵敏度高。因此，电化学发光免疫分析已成为临床免疫学分析重要的定量检测方法，具有良好的发展前景。cobas e801模块化分析仪采用ECLIA技术。

【系统组成】

1. 核心单元：包括样本架装载区/卸载区、急诊输入端口、状态LED、系统电源开关、核心单元加载状态指示灯（仅维修时使用）、系统电源开关、定时器开关。

2. 免疫分析模块:包括测量区、试剂区、耗材区与预清洗区。其中,测量区由样本针、温育盘和冲洗站等组成;试剂区由试剂针、试剂盘、磁珠搅拌棒、磁珠搅拌棒冲洗站、试剂针冲洗站和条码识读器等组成。

3. 计算机与控制软件:包括计算机、显示器等硬件设备以及管理软件。管理软件界面由工作区菜单、试剂菜单、校准菜单、质控菜单、应用程序等组成。

【适用检测项目】

1. 传染性疾病的抗原、抗体检测:乙型肝炎病毒表面抗体(抗-HBs)、人类免疫缺陷病毒抗体(抗-HIV)检测等。

2. 甲状腺功能检测:游离三碘甲状腺原氨酸(FT3)、游离甲状腺素(FT4)、三碘甲状腺原氨酸(T3)、甲状腺素(T4)、促甲状腺激素(TSH)、甲状腺球蛋白(Tg)、抗甲状腺过氧化物酶抗体(TPOAb)、抗甲状腺球蛋白抗体(TGAb)等。

3. 性激素检测:卵泡生成激素(FSH)、黄体生成激素(LH)、雌二醇(E2)、孕酮(PROG)、催乳激素(PRL)、睾酮(Testo)等。

4. 肿瘤标志物检测:甲胎蛋白(AFP)、癌胚抗原(CEA)、糖链抗原19-9(CA19-9)、糖链抗原125(CA125)、神经元特异性烯醇化酶(NSE)、糖链抗原15-3(CA15-3)、前列腺特异性抗原(PSA)、鳞状细胞癌相关抗原(SCC)、胃泌素释放肽前体(ProGRP)等。

5. 心脏损伤标志物及其他物质检测:N末端B型钠尿肽(NT-proBNP)、肌钙蛋白I(TnI)、肌红蛋白(MYO)、铁蛋白(FER)、叶酸(Folate)、维生素B12(VitB12)等。

【样本要求与处理】

1. 血清样本准备:与一般免疫分析技术基本相同。常规采集静脉血2~5 ml,不抗凝,置普通试管中或采用含分离胶的黄色真空采血管。室温(15~25 ℃)放置,待血液凝固后,1 000~2 000 g离心5 min,分离制备的血清室温下可保存48 h,普通冰箱中(2~8 ℃)保存1周,−20 ℃冰箱冷冻保存1个月。

2. 标本采集要求:cobas e801电化学发光免疫分析常用于性激素、胰岛素等小分子激素的定量检测。检测时需要注意,性激素水平呈现一定规律的日间波动,如皮质醇的分泌高峰在清晨6时左右,随后下降,午夜12时到达最低值;促甲状腺激素在深夜达最高峰,正午时分为最低值。因此检测这类项目时,为了便于动态观察,最好在固定时间采集血样,如固定在清晨等。

【分析系统操作流程】

（操作演示）

1. 开机前检查

检查供水、排水系统是否正常，供电是否正常。

2. 开机初始化

接通仪器左前方绿色操作电源开关，然后打开控制电脑。仪器开始初始化，输入用户名及密码，登录仪器操作界面，仪器可以自动关联保养，做完保养后仪器回到待机（Stand by）状态。仪器在设定的时间自动唤醒，进入初始化流程。

3. 开机后保养确认

进入 System overview，点击 Daily Maintenance 按键，检查保养工作是否完成（仪器自动完成，但如果保养液不够量，自动保养会中断）；如保养未完成，确认保养液够量后，进入 Utility Maintenance，选中需做的保养项目，点击 Select，再点击 Execute，手动要求仪器完成保养工作。

4. 试剂装载/卸载

cobas e801 模块试剂管理站可以在待机或运行状态下加载或卸载试剂盒。

（1）待机状态下加载试剂

按下装载按钮（G）→等待试剂托盘上升后把试剂（白色磁珠瓶朝里，瓶盖尾翼朝外）加入试剂位中（一次最多 5 盒，无须开盖）→若装载完成，长按装载按钮超过 2 s 完成试剂注册。若需继续加载试剂，短按装载按钮小于 2 s，待试剂托盘上升后继续加载，直到完成所有试剂加载后长按装载按钮超过 2 s，完成试剂注册。如一次加载时间超过 1.5 min，装载按钮会闪烁，可按重置按钮延长试剂装载时间（2 min）。

（2）运行状态下加载试剂

按下装载按钮→等待试剂托盘上升后把试剂（白色磁珠瓶朝里，瓶盖尾翼朝外）加入试剂位中（一次最多 5 盒，无须开盖）→若装载完成，按装载按钮完成试剂装载。若需立即注册试剂，长按装载按钮超过 2 s 完成试剂注册，可能会根据情况短暂中断检测。若短按装载按钮小于 2 s，不会中断检测，仪器将在等待空闲时完成试剂注册。

（3）试剂卸载

试剂盒主动卸载只能在待机时执行。Reagent→setting→选择需要卸载的试剂盒→R. Pack Unloading→Select R. Pack→ok→短按装载按钮小于 2 s→取出试剂盒。若在运行中，空试剂盒会在装载试剂时被试剂托盘取出。

5. 编辑工作单

(1) 单个标本编辑

在 sample 栏选 Routine,在 type 栏选择标本类型,在 Sequence No. 输入标本号(如需稀释,在 S. Vol/D. Ratil 栏选择稀释倍数),选择项目后点击 SAVE,点击 Start,在相应的标本类型里输入该标本号,点击 Start 开始检测。

(2) 批量标本

在 sample 栏选择 Routine,在 type 栏选择标本类型,在 Sequence No. 栏输入标本号(如需稀释,在 S. Vol/D. Ratil 栏选择稀释倍数),选择项目后点击 Repeat,输入最后一个标本号,点击 Start,在相应的标本类型里输入该批量标本的第一个编号,点击 Start 开始检测。

(3) 急诊标本

在 sample 栏选择 stat,在 type 栏选择标本类型,在 Rack No. 与 Pos. 栏输入急诊架号及位置号,在 Sample ID 栏输入标本号(如需稀释,在 S. Vol/D. Ratil 栏选择稀释倍数),选择项目后点击 SAVE→Start,再点击 Start 开始检测。

6. 数据传送

所有的样本结果都会自动传送到中文软件,如果需要重新传送某个或某些标本,可在工作站-结果审核菜单下,找到相应未传结果标本,再点击 sent to DM。如果在传输过程中发生任何问题,可能导致结果传送失败,此时需排除传输问题(如修复中文软件等),再重新传送。

【系统日常保养】

1. 每日保养

擦拭探针(亦可在关机后直接擦拭):打开顶盖,擦拭样本针、试剂针、预清洗针、sipper 针、PC 感应针,先用蘸 75% 酒精的干净纱布擦拭,再用蘸蒸馏水的干净纱布擦拭,最后用干净的干纱布擦拭。擦拭仪器表面(亦可在关机后直接擦拭):用消毒水擦拭处于 Mask 状态的仪器表面,完成后解除模块的 Mask 状态。

2. 每周保养

擦拭 PC/CC 喷嘴、小杯支架区、反应杯区、预清洗磁珠分离区、样本混匀区、温育盘。搅拌棒用蘸蒸馏水的棉签擦拭。冲洗站先用蘸蒸馏水的棉签擦拭,再用 50 ml 2%ECO-D 冲洗,最后用 50 ml 蒸馏水冲洗。PC/CC 小杯用蒸馏水冲洗后晾干,放回 PC/CC 小杯后需执行试剂灌注。

3. 按需保养

测量池及预清洗站保养：测量池的测试数达到 10 000 或者预清洗站达到 20 000，需要执行 Liquid Flow Cleaning。在待机状态下，分别倒 Elecsys SysClean solution 液体入 3 个保养小杯中，并控制液体量在上下刻度线之间，进入 Utility→Maintenance→Liquid Flow Cleaning，按开始，仪器自动做保养，完成后回到待机。手动清洁 Clean Cell 及 PreCleang 吸头，擦拭试剂装载区域、放瓶区等。

【注意事项】

1. 在临床操作过程中，应结合标准曲线的有效期或室内质控结果，决定是否需要校正标准曲线。若仪器的重要功能单元经过较大维修、更换配件或缓冲液等试剂升级后，则需要校正标准曲线。

2. 若发现某一检测项目的室内质控失控，必须对质控结果进行复查，查找原因，并采取相应的处理措施。必要时更换试剂或重新定标。

3. 化学发光免疫系统使用专用试剂，不同厂家的试剂不能混用。

4. 样本溶血后红细胞释放的多种酶可能对待测物（如 NSE、ProGRP 等）有破坏作用。

5. 由于标本长时间放置于样品仓，温度较高可能导致标本因蒸发而浓缩，影响测定结果的准确性。

【思考题】

1. 化学发光免疫测定的方法还有哪些类型？分别适用于测定什么？
2. 自动化学发光免疫分析仪的影响因素一般包含哪些？请举例说明。

实验十一　流式细胞分析(模拟操作)

流式细胞仪(flow cytometer,FCM)是集激光技术、流体喷射技术、细胞荧光化学技术、荧光光度测定技术、单克隆抗体技术及计算机技术于一体的新型细胞分析仪器。它能够高效、快速地检测细胞大小、粒度、表面积等细胞结构参数,以及细胞表面、细胞质(核)内的特异抗原、细胞因子、酶活性等细胞功能参数,同时还可对细胞进行计数和分选。流式细胞术就是利用流式细胞仪为检测手段对单个细胞或生物颗粒的理化特性进行多参数、快速定性、定量分析或分选的新技术,使生物医学领域对细胞的发生、发育、发展的定量分析成为可能。

(实验讲解)

【实验原理】

流式细胞仪分析技术是先将样品制成单细胞悬液,并以特异性荧光抗体染色后,放入样品管中,在清洁气体压力下进入流动室。流动室中充满鞘液,在鞘液的约束下,细胞排成单列由流动室的喷嘴中心喷出,成为细胞液柱。细胞液柱与入射的高度聚焦的激光束垂直相交,相交点称为测量区。通过测量区的细胞,其荧光染料被激发而产生特异性荧光及散射光,在与入射光束和液柱垂直的方向设置有光学检测系统,用于收集荧光及散射光信号。

散射光信号可反映细胞大小、细胞内部精细结构和颗粒性质。荧光信号可用于细胞亚群、膜抗原、膜受体或膜蛋白的测定,亦可进行细胞DNA、RNA含量与周期的分析。

【试剂与器材】

1. 流式细胞分析仪。
2. 外周全血样本。
3. FACS缓冲液、PBS叠氮钠溶液、仪器缓冲液、FACS清洁液、FACS洗净液。

【操作流程】

1. 细胞和试剂的准备

(1) 单细胞悬液的制备:将$1\times10^5 \sim 1\times10^7$的细胞放入1.5 ml离心管中,以3 000 r/min离心5 min,弃上清;加入100 μl FACS缓冲液悬浮细胞。

(2) 封闭细胞表面Fc受体:在步骤(1)的基础上加入Fc受体抗体0.5 μl (0.5 mg/ml),水浴3 min。

(操作演示)

(3) 细胞与荧光抗体结合：在步骤(2)的基础上加入荧光抗体 1 μl(0.5 mg/ml)，水浴 30 min。

(4) 洗细胞去除游离的荧光抗体：在步骤(3)的基础上加入 FACS 缓冲液 350 μl，轻轻混匀，以 3 000 r/min 离心 5 min，弃上清。重复步骤(4)2 次。

(5) 上样前处理：取 100 μl FACS 缓冲液加入步骤(4)获得的细胞沉淀中，轻轻混匀悬浮细胞，将细胞悬液移入 FACS 专用管中，准备进行仪器检测和分析。

2. 仪器操作

以 FACS Canto Ⅱ 流式细胞分析仪(BD Biosciences)为例。仪器主要分为主机部分(包括激光激活源、射流、射线探测器)和计算机软件部分。

(1) 开机前准备

检查鞘液桶、清洗液桶和关机液桶中的液体是否充足，废液桶是否已满。如果已满，先倒掉废液桶中的废液。

(2) 开机程序

启动计算机，在出现的登录对话框中输入用户名和密码，点击 ok。打开 Tera Team 软件。打开稳压器电源，打开位于仪器左侧的总电源，该总电源可以同时开启仪器、液流车以及激光电源。等待 Tera Team 运行并显示 IP 地址后，双击桌面上运行软件。在"仪器框"中确认软件已经和仪器相连接；若未连接，选择 Cytometer→Connect。在"仪器框"中查看液面水平，过低液面和已满废液显示红色。选择 Cytometer→Cleaning Modes→De-gas Flow Cell，排除流动室中的气泡，出现显示进程的对话框后，点击 ok，重复上述操作一次。仪器可以开始工作。

(3) 关机程序

用 Clean 液高速冲洗 5 min→用 Rinse 液高速冲洗 5 min→用去离子水高速冲洗 10 min。在废液接收槽中注射 2～3 ml 蒸馏水，清洗废液接收槽残留的鞘液。选择 Cytometer→Fluidics Shut down(可每周做一次，不做时可以选择退出软件，直接关仪器)。出现系统可以关闭的提示后，点击 ok。退出软件，关闭计算机、关闭仪器总电源、关闭稳压电源。

【系统日常保养】

1. 每日保养

每日检查鞘液、清洗液及关机液的液面水平，及时添加；每日检查废液桶的液面水平，及时清空。

2. 按需维护

更换容器时或做其他保养时液体管道与液流车断开，要执行 Prime，排除液路系统气泡。定期(根据样本量)执行一次 Long Clean,清洁液路系统(长清洗)。在获取窗口勾选"SIT"选项,仪器在更换进样管时将自动清洗进样针。

【检测项目】

1. 淋巴细胞亚群检测

淋巴细胞亚群分析是流式细胞术在临床上的重要应用,主要用于评估机体的免疫功能状态。该分析通过使用特定的单克隆抗体与淋巴细胞表面的抗原结合,再配合多色荧光染料,能够区分出不同功能的淋巴亚群,如 T 细胞($CD3^+$)、B 细胞($CD19^+$)和 NK 细胞($CD16^+CD56^+$)等。这些亚群的相对比例变化可以反映机体在不同疾病状态下的免疫反应,如肿瘤、感染性疾病和自身免疫性疾病等。

2. 细胞周期检测

细胞周期检测是流式细胞仪的重要应用之一。细胞周期是指细胞从一次分裂完成到下一次分裂结束的全过程,其中遗传物质复制并均等地分配给两个子细胞。流式细胞仪通过碘化染色来检测细胞周期,其原理是基于细胞周期各时相的 DNA 含量不同。正常细胞的 G1/G0 期具有二倍体细胞的 DNA 含量(2N),而 G2/M 期具有四倍体细胞的 DNA 含量(4N),S 期的 DNA 含量介于二倍体和四倍体之间。通过流式细胞仪对细胞内 DNA 含量进行检测,可以区分细胞周期的各个时相,并计算各时相的细胞百分率。

3. 急性白血病的免疫分型

流式细胞仪进行免疫表型分析在血液系统肿瘤分类中主要用于:鉴别髓系和淋系肿瘤;在髓系肿瘤中,主要用于急性髓系白血病(acute myeloid leukemia,AML)和急性双表型白血病的诊断;在淋巴系统肿瘤如急性淋巴细胞白血病(acute lymphoblastic leukemia,ALL)中,免疫表型则起重要的作用。流式细胞术对于成熟淋巴瘤和多发性骨髓瘤等血液系统疾病的检测也具有重要作用。

4. 细胞凋亡分析

Annexin V/PI 双染法流式检测细胞凋亡是最常用的检测细胞凋亡的方法之一。在细胞开始早期凋亡时,磷脂酰丝氨酸(PS)会外翻到细胞表面,即细胞膜外侧。用绿色荧光探针 YF488 标记的 Annexin V 可以结合外翻的磷脂酰丝氨酸,从而检测细胞凋亡的重要特征。PI 是一种 DNA 结合染料,它可以染色坏死细胞或凋亡晚期丧失细胞膜完整性的细胞的细胞核。PI 可以由 488 nm、532 nm 或 546 nm 的激光激发,呈现红色荧光。因此将 YF 488-Annexin V 与 PI 匹配使用,就可区分活细胞、早晚期凋亡细胞和死细胞。

【注意事项】

1. 减少非特异荧光染色

（1）细胞的活性和状态：流式细胞仪不仅可探测细胞表面的荧光，也可探测细胞内的荧光。因此，如果要检测细胞表面的分子，一定要保证细胞的活性，并应尽可能保持细胞静止，通常在 4 ℃进行操作。否则，荧光抗体进入死细胞内，会产生非特异性结果。

（2）封闭抗体的应用是必不可少的，因为大多数的免疫细胞表面都表达 Fc-R。细胞与抗体相互作用后，一定要用 FACS 缓冲液洗 2~3 次，以除去游离的抗体。

（3）如果同时要检测两种以上的分子，一定要选择不同波长的荧光所标记的抗体。

2. 标本采集后一般应立即测定，保存时间不应超过 48 h。细胞在荧光抗体标记前，不宜在 4 ℃保存，冷藏、复温等过程易导致细胞表面蛋白质的脱落。特殊情况未能及时测定的标本，可完成荧光抗体标记后 4 ℃密封保存，48 h 内完成检测。活化淋巴细胞、干细胞分析需立即测定，活化血小板分析应在标本采集后立即处理。

3. 溶血、严重脂血标本会干扰血细胞的分离和荧光抗体的标记，此类标本为不合格标本。轻微脂血标本可用生理盐水洗涤 1~2 次后，再用于分析检测。

【思考题】

1. 流式细胞仪在细胞分析方面具有哪些优势？

2. 流式细胞分析仪能够对细胞的抗原成分进行标记分析，可区分不同特性的细胞类型，其临床应用范围如何？

第三单元　免疫细胞的分离与功能测定

免疫细胞的分离与功能测定是免疫学研究中的基础技术之一，它们对于了解免疫细胞在免疫应答中的作用及其相互关系具有重要意义。选择免疫细胞分离技术时，应基于细胞特性和实验室条件，以实现简单、高效的操作，并确保获得高纯度、高回收率和高活性的细胞。在临床上，通常依据免疫细胞表面标志物和生物学特性的差异，采用相应的检测技术评估免疫细胞的数量和功能，从而评估机体的免疫状态。

实验十二　外周血单个核细胞分离

外周血单个核细胞（peripheral blood mononuclear cells，PBMCs）是一类重要的免疫细胞群体，主要包括淋巴细胞（如 T 细胞、B 细胞和自然杀伤 NK 细胞）和单核细胞。这些细胞在人体的免疫应答和免疫调节中发挥着重要作用。从功能角度来看，PBMCs 通过血液循环分布到全身各组织器官中，参与免疫应答和免疫调节。在药物研发中，PBMCs 可以模拟体内环境，为药物研发提供有效的体外模型。通过观察药物对 PBMCs 增殖、凋亡和细胞毒性的影响，可以初步评估药物的疗效和安全性。此外，PBMCs 在肿瘤诊断和治疗评估中也显示出潜力。例如，PBMCs 的染色质特征可区分健康患者和癌症患者以及不同的肿瘤组，也可以用于评估晚期肿瘤质子治疗的治疗效果，从而显示了染色质生物标志物在诊断和治疗评估中的临床应用潜力。这些发现进一步证实了 PBMCs 在生物医学研究和临床应用中的重要性。

（实验讲解）

【实验原理】

Ficoll-Hypaque 密度梯度离心法是分离 PBMCs 的标准方法，它依据细胞密度差异将 PBMCs 从血液中分离出来。Ficoll 是一种高密度、低渗透压的蔗糖聚合物，用于创建密度梯度，使 PBMCs 在离心后集中在分层液界面。淋巴细胞分离液由一定比例的聚蔗糖和泛影葡胺混合制成。该分离液近似等渗,相对分子质量大且无化学活性,比重为 1.077±0.001。单个核细胞的比重约为 1.076~1.090,而红细胞和中性粒细胞比重大,通过密度梯度离心,使一定比重的细胞按相应密度梯度分布,即能分离出单个核细胞。

【试剂和器材】

1. 淋巴细胞分离液:比重 1.077±0.001,上海试剂二厂。

2. 无 Ca^{2+}、Mg^{2+} Hanks 液,pH 7.2±0.2。

3. 肝素溶液:150 U/ml 生理盐水。

4. 2% 台盼蓝染色液:用蒸馏水配制,临用前加等量 1.8% NaCl 溶液调节至等渗。

5. 水浴箱[(22±2)℃]、水平离心机、显微镜(1 台/组)、牛鲍氏计数板(1 块/组)、小试管(1 支/组)、中试管(2 支/组)、5 ml 吸管(2 支/组)、吸球(1 只/组)、毛细吸管(1 支/组)。

【实验操作】

(操作演示)

1. 预温:将无 Ca^{2+}、Mg^{2+} Hanks 液和淋巴细胞分离液置水浴箱,(22±2)℃预温。

2. 采血:取静脉血 2 ml 加入含有 0.4 ml 肝素溶液的试管内,摇匀后进行单个核细胞计数,再加等量 Hanks 液混匀稀释。

3. 加液:将淋巴细胞分离液 2 ml 加于试管底部,然后用毛细吸管将已稀释好的抗凝血轻轻铺于分离液上(图 12-1)。

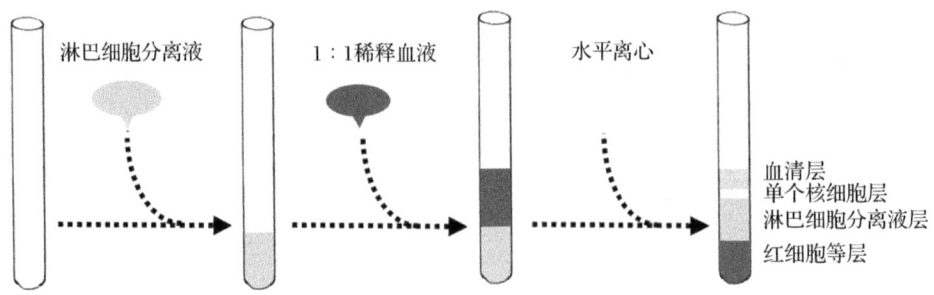

图 12-1 加液示意图

4. 离心:以 2 000 r/min 水平离心 20 min。

5. 收集细胞。

6. 用吸管小心吸取中层白色雾状的单个核细胞层。

7. 用 4 倍量的 Hanks 液混匀,1 500 r/min 离心 10 min,弃上清,重复 2 次,每次将沉淀细胞重新悬浮。

8. 末次离心沉淀后弃上清,加 Hanks 液将细胞悬液体积调整至 1 ml。

9. 单个核细胞计数和淋巴细胞计数:用显微镜观察牛鲍氏计数板并计数。

10. 细胞活力测定:取 1 滴细胞悬液加 1 滴台盼蓝染色液,混匀,置于室温 5 min,轻轻地吸取和弃掉上清液,然后取沉淀细胞于载玻片上检查。活细胞不染色,损伤细胞呈灰蓝色(图 12-2)。

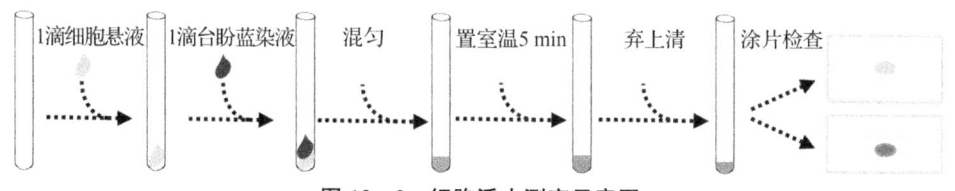

图 12-2　细胞活力测定示意图

【结果判读】

1. 收获率(%)=(收获的单个核细胞总数/分离前单个核细胞总数)×100%。

2. 纯度(%)=(收获的淋巴细胞总数/收获的单个核细胞总数)×100%。

3. 活力(%)=[活细胞数/(活细胞数+损伤细胞数)]×100%。

【实验讨论】

1. 为什么使用 Ficoll-hypaque 分层液能将单核细胞从全血中分离出来?

2. 进行分离前为什么先用等量 Hanks 液稀释血液?

【注意事项】

1. 分层液加在试管的底部,勿使分离液粘在管壁上。

2. 将稀释血液小心叠加于分离液液面上,避免冲散分层液而影响分离效果。

3. 离心过程中加速、减速要缓慢,并注意观察转速是否准确。

4. 细胞悬液中单个核细胞易快速下沉,因此,充池前要充分重悬。

5. 细胞分层液应避光,4 ℃下保存,取出后逐渐升至室温后混匀,方可使用,使用中应避免细菌污染。

6. 操作应轻柔,细胞悬液应充分混匀,避免损伤细胞活性及细胞丢失。

【思考题】

1. 画出淋巴细胞分离液分离单个核细胞的血细胞分层图。
2. 为提高分离的收获率和活力,在操作中应注意哪些环节?
3. 为什么用比重 1.077 ± 0.001 的聚蔗糖-泛影葡胺分离液能够分离出人外周血单个核细胞?
4. 如要去除单个核细胞中的单核细胞,有哪些方法?

实验十三　中性粒细胞吞噬功能测定

（实验讲解）

吞噬细胞是免疫系统中承担清除病原体和细胞残骸功能的细胞群体。根据细胞大小和来源，它们可分为两大类：大型吞噬细胞和小型吞噬细胞。大型吞噬细胞也称为单核吞噬细胞系统，主要由血液中的单核细胞和组织中的巨噬细胞组成，它们在炎症反应和抗原提呈中发挥关键作用。小型吞噬细胞主要指中性粒细胞，这些细胞是血液循环中数量最多的白细胞，以快速响应和高效吞噬病原体的能力而著称。在免疫学研究和临床诊断中，通过测定中性粒细胞的吞噬率和吞噬指数来评估其吞噬功能，这对于监测和评估机体的免疫状态至关重要。这些参数不仅反映了中性粒细胞的吞噬效率，还揭示了机体对抗感染的防御能力，从而为感染性疾病的诊断和治疗提供科学依据。

【实验原理】

中性粒细胞具有吞噬功能，将新鲜抗凝外周血与一定数量细菌混合温育后，取样制片染色，在显微镜下观察中性粒细胞吞噬细菌的现象。通过形态学观察和计算中性粒细胞吞噬颗粒性异物的吞噬百分率和吞噬指数，判断中性粒细胞的吞噬功能（图 13-1）。

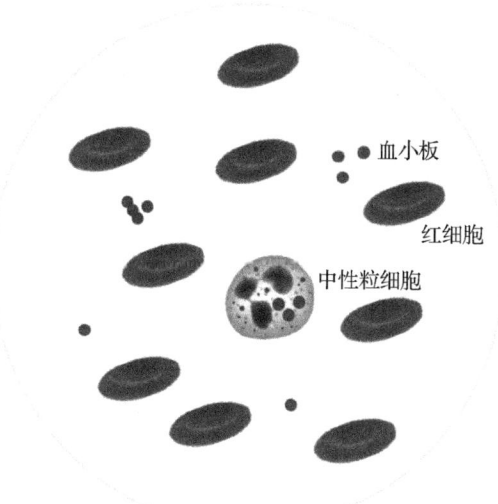

图 13-1　中性粒细胞吞噬示意图（中间细胞）

【试剂和器材】

1. 试剂:白色葡萄球菌悬液、肝素(150 U/ml)、瑞氏染液、无菌生理盐水。
2. 器材:接种环、采血针、无菌干棉球、酒精棉球、碘酒棉球、血红蛋白吸管、凹玻片、滴管、带盖搪瓷盒、37 ℃温箱、染色架、显微镜、玻璃缸等。

【实验操作】

1. 菌液制备:取白色葡萄球菌在琼脂斜面上生长 24 h 的培养物,用无菌生理盐水刮洗下菌苔,用 PBS 洗涤 2 次,配制成 5×10^7/ml 悬液,100 ℃加热 15 min,置 4 ℃备用。

2. 取 5 滴末梢血滴在塑料凹板孔中,加 1 滴肝素溶液抗凝,再加白色葡萄球悬液 5 滴混匀,置于湿盒内,37 ℃水浴 30 min,每隔 10 min 取出凹板振摇一次。

3. 取出反应板,轻轻地吸取和弃掉上清液,吸取出血标本 1 滴,推片,晾干,瑞氏染色。

4. 在显微镜(油镜)下,计数 100 个中性粒细胞,分别记下吞噬细菌的细胞数及中性粒细胞吞噬细菌总数。

【结果判读】

计算吞噬百分率及吞噬指数。

吞噬百分率(%)=吞噬细菌的中性粒细胞数/100×100%,即 100 个中性粒细胞中可以吞噬细菌的细胞所占的百分比。(人吞噬百分率正常参考值为 62%~76%)

吞噬指数=100 个中性粒细胞吞噬的细菌总数/100,即每个中性粒细胞平均吞噬的细菌数。(人吞噬指数正常参考值为 1.32~1.72)

【实验讨论】

1. 视野中可观察到大量红细胞和少数的中性粒细胞,可能是由于温育后,吸取混合悬液时未摇匀,导致所制作的血涂片中中性粒细胞数目减少。

2. 观察到的吞噬细菌的中性粒细胞较少,可能原因是在取葡萄球菌菌液前未摇匀,导致吸取的葡萄球菌数量不足,从而使中性粒细胞的吞噬率下降。

3. 中性粒细胞的吞噬杀菌是一个较复杂的过程,任何一个环节的作用机制被阻断或发生障碍均可能引起免疫缺陷病。

4. 血涂片不宜太厚或太薄,否则会影响细胞计数。

【注意事项】

1. 抗凝血应新鲜,以保证中性粒细胞吞噬活力。

2. 涂片后必须在空气自然干燥后再进行瑞氏染色,避免加热干燥。

3. 计数时,凡聚集成团或破裂的中性粒细胞不计在内。

4. 所用器材要洁净、无油污。

5. 白色葡萄球菌菌液和带盖搪瓷盒在临用前应 37 ℃预温。

6. 应取菌膜的前、中、后三段计数,以提高准确性。

【思考题】

1. 吞噬细胞功能缺陷主要包括哪些方面?

2. 简述吞噬细胞吞噬功能测定的基本原理及操作过程。

3. 如果吞噬功能丧失,对机体有什么影响?

4. 在吞噬细胞中发现细菌时,如何区别吞噬的细菌和黏附在吞噬细胞表面的细菌?

实验十四　补体依赖的淋巴细胞毒试验

补体依赖的细胞毒性(complement dependent cytotoxicity,CDC)指通过特异性抗体与细胞膜表面相应抗原结合,形成复合物而激活补体经典途径,即补体参与形成的攻膜复合物对靶细胞发挥裂解效应。该试验可用来检测细胞表面特异性的抗原、组织相容性抗原的检查与分型,也可用于检测制备的抗体是否具有细胞毒性(并非所有抗体与抗原结合后都能激活补体,尤其是单克隆抗体)、鉴定淋巴细胞亚群、选择性去除某一细胞亚群、筛选与鉴定单克隆抗体。补体依赖的细胞毒试验将以抗 Thy-1 血清与小鼠胸腺(或脾)T 淋巴细胞相互作用,通过激活补体经典途径对胸腺(或脾)的 T 细胞进行杀伤。

【实验原理】

细胞性抗原与特异性抗体(IgG1、IgG2、IgG3 或 IgM)结合后可激活补体活化的经典途径,补体活化产生的攻膜复合体可引起细胞膜损伤,增加了细胞膜通透性,细胞外低渗的液体可进入细胞内,导致细胞肿胀死亡。然后利用台盼蓝染色细胞,通过显微镜计数死细胞的数量,来判断补体依赖的细胞毒活性(图 14-1)。

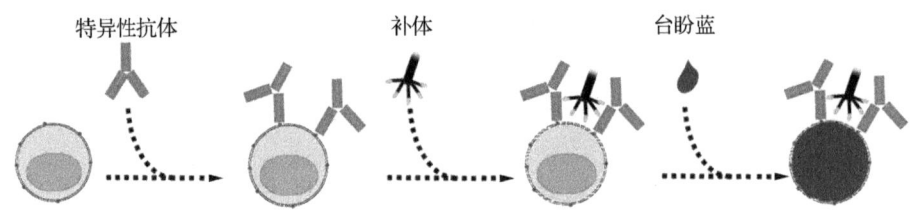

图 14-1　补体依赖的淋巴细胞毒试验示意图

【试剂和器材】

1. 器材:解剖器材(手术刀、直头镊子、弯头镊子)、平皿、纱布、试管、滴管、载玻片、盖玻片、显微镜、水浴箱。

2. 试剂

(1) 补体:新鲜豚鼠混合血清,分装后保存于 -20 ℃,用时以 Hanks 平衡盐溶液适当稀释。

(2) 抗 Thy-1 血清、磷酸盐缓冲液(PBS)、0.5% 台盼蓝染液。

【实验操作】

1. 靶细胞的制备:采用脱白法迅速处死小鼠,取出左侧腹部的脾脏和胸骨柄后的胸腺,分别放到含有 3 ml PBS 的平皿中,用 3～4 层纱布覆盖组织,用直头镊子固定组织,用弯头镊子轻压组织,将其研磨成单细胞悬液。然后用滴管隔着纱布吸取细胞悬液,并调整细胞浓度至 5×10^6/ml。

2. 加样

(1) 阳性管:加入 100 μl 靶细胞+100 μl 抗 Thy-1 单克隆抗体(McAb)。

(2) 阴性对照管:加入 100 μl 靶细胞+100 μl PBS。

3. 加补体:向各管中分别加入 100 μl 补体。

4. 温育:轻轻振荡混匀试管后,置 37 ℃ 水浴温育 40 min。

5. 离心:以 1 000 r/min 离心 5 min 沉淀细胞,弃上清,用 PBS 或无血清培养基重悬细胞。

6. 染色:将重悬细胞与适量 0.5% 台盼蓝染色液混合,室温下温育 3 min。

7. 细胞活性观察:取出染色的细胞悬液 1 滴置玻片上,盖上盖玻片,在 3～5 min 内于显微镜下观察计数活细胞(未着色细胞)和死细胞(着色细胞)。

【结果判定】

按下式计算细胞活力:

$$细胞活力(\%) = \frac{样品活细胞数/ml}{样品细胞总数/ml} \times 100\%$$

按下式计算细胞毒百分率:

$$细胞毒百分率(\%) = \frac{细胞毒阴性管活细胞数 - 细胞毒阳性管活细胞数}{细胞毒阴性管活细胞数} \times 100\%$$

【注意事项】

1. 脱臼处死小鼠动作要快,防止因出血过多影响到胸腺的分离。

2. 长时间放置可导致细胞自然死亡,因此需要新鲜分离获取靶细胞。

3. 靶细胞浓度要适中,过高或过低均会影响实验结果。

4. 补体要新鲜采集,且需三只以上豚鼠的血清混合。

5. 因台盼蓝染料具有一定的毒性,染色及显微镜下计数时间均不宜过长,否则可致细胞死亡。

【思考题】

1. 为了提高细胞活力,在操作中应注意哪些环节?

2. 显微镜下如何区分活细胞和死细胞?

第四单元 综合型实验

临床免疫学检验综合型实验是医学检验技术专业的重要组成部分,旨在通过实际操作加深学生对临床免疫学基本理论和技术的理解。这些实验包括抗体制备、免疫技术应用、免疫检测技术等多个方面,包括酶联免疫吸附试验、免疫荧光技术、免疫沉淀技术等。学生不仅要学习这些技术的原理和操作流程,还要具备实验结果分析和临床案例综合诊断的能力。

此外,实验课程强调设计性实验,鼓励学生开展创新性研究,培养其科学探索精神和实验设计能力。通过这些综合性实验,学生能够将理论知识与实践相结合,为将来在医学检验领域的工作打下坚实的基础。

实验十五 免疫血清-多克隆抗体的制备

【实验原理】

在临床免疫学检验中,多克隆抗体的制备起着至关重要的作用。这些抗体能够针对特定抗原识别多个表位,从而提高检测的灵敏度和特异性。多克隆抗体的生成过程始于抗原的免疫接种。当抗原被引入免疫动物体内时,免疫系统通过专业的抗原呈递细胞(如树突细胞)对其进行识别和处理,随后激活特定的T细胞群体。激活的T细胞通过分泌细胞因子,促进B细胞的增殖与分化,最终形成大量能够生产特定抗体的浆细胞。

为了增强免疫反应的效果,通常会使用免疫佐剂。这些佐剂能通过延缓抗原释放和刺激免疫细胞的活化,显著提高抗体的产生。例如,弗氏佐剂不仅能提供抗原,还能刺激免疫系统产生更强的应答。此外,抗原的纯度和制备方法对抗体的产生也有重要影响,使用高纯度的抗原能够有效提高抗体的特异性和亲和力。

多克隆抗体在临床上的应用范围广泛,涵盖感染病原体的检测、肿瘤标志物的识别以及自身免疫性疾病的诊断。在感染性疾病的检测中,针对特定病原体的多克隆抗体能迅速、准确地识别感染,帮助医生进行及时干预。在肿瘤标志物检测中,多克隆抗体能够识别肿瘤细胞表面的特征性抗原,为早期诊断和监测提供有力支持。此外,这些抗体在自身免疫性疾病的研究中同样发挥了重要作用,能够帮助识别自体抗原,了解疾病机制。通过对多克隆抗体制备过程的优化,研究人员可以提高抗体的产量和特异性,从而为临床检测提供更为可靠的工具。对于每种特定应用,抗体的选择和制备均需根据实验需求进行细致的调整,以确保其在临床检验中的有效性和可重复性。这种方法的进一步发展和完善,必将推动临床免疫学的进步,提升疾病诊断和治疗的效率。

【试剂与器材】

1. 菌种:伤寒沙门菌 O901 菌株。

2. 动物:健康的成年小鼠(如 C57BL/6 或 BALB/c)为常用的免疫动物;兔常用于产生高效价的抗体,适合需要大量抗体的实验,一般选择健康的、6 个月以上的青年兔。

3. 培养基:细菌普通肉汤培养基、细菌普通固体培养基。

4. 试剂:人 IgG、羊毛脂、石蜡油、注射用卡介苗、二甲苯、无菌生理盐水、0.5%无菌甲醛盐水、0.5%无菌石炭酸盐水、3%戊巴比妥钠等。

5. 器械:细菌接种环、钢质注射针头、无菌注射器、研钵、兔子固定架、灭菌三角烧瓶和烧杯、平皿等。

6. 仪器:恒温培养箱、恒温水浴摇床、低温高速大容量离心机。

7. 其他试剂与仪器:酒精棉、真空采血管、纱布。

【实验操作】

1. 免疫原的制备

(1) 菌液(颗粒性抗原)的制备

① O901 菌液的制备:首先从菌种保藏中心或实验室菌种库中取出保存的伤寒沙门菌 O901 菌株。然后准备普通琼脂培养基,按照培养基配方称量成分并进行灭菌。在生物安全柜内操作,将伤寒沙门菌 O901 菌株接种到琼脂培养基上,采用无菌操作技术进行接种。接种后的培养基放入 37 ℃培养箱中温育 18~24 h。培养结束后观察菌落形态,确保无杂菌污染。使用 0.5%石炭酸盐水(具有杀菌作

用)洗下琼脂板上的菌苔,将其转移到无菌试管中,封口后在37℃温箱中放置18~24 h进行杀菌。将得到的原液进行无菌试验,接种于肉汤及琼脂培养基培养4天,确保无活菌生长。确认无菌后,菌液在2~10℃冰箱中保存,并在容器上标记菌种名称、制备日期、制备人、菌液代数等信息。长期保存时,可将菌液进行分装,加入保护剂如甘油后保存在-80℃超低温冰箱或液氮中。所有操作均应在生物安全柜内进行,使用器材必须经过高压灭菌处理,操作人员应穿戴适当的个人防护装备。

② O901菌液应用液的制备:将制备好的菌液用标准麦氏比浊管比色,计算菌落数目,用生理盐水稀释至每毫升含菌10^9(10亿),并加入适量甲醛使浓度达到0.25%。制备好的原液及应用液需保存在2~10℃冰箱中,有效期为1年。

(2) 可溶性免疫原(人IgG)的准备

可溶性抗原的免疫原性较弱,在制备免疫血清时通常需与佐剂联合使用才能够达到较好的免疫效果。

① 弗氏不完全佐剂的制备:首先需要准备羊毛脂和液体石蜡,按照体积比2∶1进行混合。在无菌条件下,利用超声波将这两种成分混合均匀,然后进行高压灭菌以确保无菌。灭菌后的混合物在4℃下保存。使用时,将弗氏佐剂与抗原以1∶1的体积比混合,可以通过研磨法或注射器混合法来制备油包水的乳状液。研磨法是将佐剂加热后放入无菌玻璃研钵内,待冷却后缓缓加入等体积的抗原溶液,并边滴边研磨,直至形成乳白色黏稠的乳剂。注射器混合法则是将等量的弗氏佐剂和抗原溶液分别吸入两个注射器内,通过细胶管相连后交替推动针管,直至形成黏稠的乳剂。乳化完成后,将乳化剂滴入冷水中进行检查。如果乳剂保持完整不分散,并且能成滴状浮于水面,说明乳化完全,即为合格的油包水剂。这种乳化剂可以用于注射到动物体内,以增强免疫反应。在整个制备过程中,必须注意无菌操作,避免任何污染,确保实验的准确性和安全性。

② 弗氏完全佐剂乳化抗原的制备:弗氏完全佐剂乳化抗原(FCA-IgG)的制备首先需要准备弗氏完全佐剂(FCA)和所需的抗原,例如人IgG。FCA通常含有灭活的结核杆菌,使用前需预热至37℃并充分振荡以确保成分均匀。抗原需溶解于生理盐水等适当缓冲液中,并调整到所需浓度。乳化过程中,将预热的FCA与抗原溶液等体积混合,在无菌条件下逐滴加入抗原溶液到预热的FCA中并研磨,直到形成均匀的乳状液。乳化完成后,将乳化剂滴在冷水面上进行检验,如果滴剂不散开,表明乳化成功。乳化后的FCA-IgG可以在4℃下保存,但应避免反

复冻融。

2. 按照免疫方案免疫家兔

(1) 免疫开始前采集静脉血：从家兔耳静脉抽取 5 ml 血液，并分离得到血清。将血清与 O901 菌液进行凝集试验，检测是否含有天然抗体。若无凝集或凝集效价低于 1∶100，则家兔适合用于制备抗体。剩余血清需在 −20 ℃ 保存，用作实验的阴性对照。

(2) 颗粒性抗原（O901 菌液）免疫家兔：选择健康的家兔，通过耳静脉注射颗粒性抗原。添加佐剂可以增强颗粒性抗原的免疫原性。注射剂量通常为 $1×10^7$ 至 $1×10^8$ 个菌体/0.5ml。在初次免疫后 2 至 3 周进行第二次免疫（再次免疫），剂量与初次免疫相同。再过 3 周后进行第三次免疫，剂量和途径相同。

3. 免疫血清的采集与保存

(1) 采集血样：在第五次加强免疫后 48 h，从家兔耳缘静脉采集 1 ml 血液样本，并分离血清。随后，将分离得到的血清与免疫所用的菌液进行试管凝集试验，以评估免疫反应的成功程度。若血清与菌液的凝集效价达到或超过 1∶2 560，则可认为免疫成功。若凝集效价远低于 1∶2 560，表明免疫反应未达到预期效果，需要继续进行 1 至 2 次加强免疫，直至血清凝集效价达到理想水平。

(2) 分离血清与保存：首先将采集的血液样本于室温下静置约 1 h，以促进血液凝固。随后，将血液样本置于 4 ℃ 冰箱中过夜，以充分沉淀血细胞。第二天，通过离心（4 000 r/min，持续 10 min）充分分离出血清，并使用无菌玻璃棒小心剥离血清。分离得到的血清可置于 4 ℃ 条件下短期保存，或用于进一步的纯化步骤。对于长期保存，建议使用 0.45 μm 滤膜对血清进行除菌处理，然后将其保存在 −80 ℃ 超低温冰箱中。此外，还可以选择将抗血清进行冷冻干燥处理后保存，以确保其生物活性和稳定性。

4. 抗体的鉴定

抗体鉴定主要包括抗体效价鉴定、特异性鉴定和亲合力等方面的评价。实际实验应根据现有的实验室条件采用简单可行的实验室方法进行鉴定。

【结果判读】

通过凝集试验或双向扩散，观察 O901 菌液与相应的免疫血清是否出现凝集反应或沉淀反应。如果效价分别大于等于 1∶2 560 和大于等于 1∶32，说明免疫比较成功。

【实验讨论】

1. 观察免疫效果如何？如免疫效果不佳，请查找失败的原因，与同学们讨论哪些方面可能存在问题。

2. 免疫动物为什么需要佐剂？其在免疫过程中发挥什么作用？比较弗氏完全佐剂与弗氏不完全佐剂有何不同，它们的应用领域有哪些？

3. 诊断试剂试验中应用多克隆抗体有哪些缺点？相对于单克隆抗体而言，多克隆抗体有哪些优点？

实验十六　标记抗体的制备

【实验原理】

辣根过氧化物酶(horseradish peroxidase,HRP)是一种常用的酶标物,广泛应用于免疫学检验实验中。HRP 是一种糖蛋白,其糖基上的糖环可以被氧化剂如过碘酸钠($NaIO_4$)氧化,生成醛基。醛基可以与抗体的游离氨基反应,形成 Schiff 碱,进而通过还原剂如硼氢化钠($NaBH_4$)稳定化,形成稳定的共价键,从而实现酶与抗体的交联。在实验中,HRP 的 $NaIO_4$ 标记法是一种常用的方法。该方法涉及将 HRP 与抗体在碱性条件下反应,形成 Schiff 碱,然后使用 $NaBH_4$ 进行还原,形成稳定的酶标抗体。此方法的优点包括较高的结合效率和良好的酶活性保持。为了避免 HRP 的过度氧化,整个标记过程中应尽量避光,因为光照可以加速 $NaIO_4$ 对 HRP 糖基的氧化。

【试剂与器材】

1. 试剂

(1) 抗人 IgG 抗体:作为特异性结合目标抗原的关键蛋白质。

(2) HRP:辣根过氧化物酶,一种广泛用于免疫检测的酶。

(3) pH 8.1、0.30 mol/L $NaHCO_3$:用于维持适宜的 pH 环境,保证酶活性。

(4) 1‰2,4-二硝基氟苯(FDNB)无水乙醇溶液:用于标记蛋白质,增强检测信号。

(5) 0.08 mol/L $NaIO_4$:作为氧化剂,将 HRP 的甘露糖残基氧化成醛基。

(6) 0.16 mol/L 乙二醇溶液:用于稳定醛基,防止过度氧化。

(7) pH 9.5、0.10 mol/L $NaHCO_3$ 缓冲液:用于维持碱性环境,促进醛基与氨基的反应。

(8) 0.01 mol/L 碳酸盐缓冲液:用于调节反应体系的 pH。

(9) $NaBH_4$:硼氢化钠,用于将醛基与氨基形成的 Schiff 碱还原成稳定的共价键。

(10) pH 7.4 PBS 缓冲液:用于维持实验溶液的等渗和 pH 稳定。

(11) pH 7.8 饱和硫酸铵溶液及半饱和硫酸铵溶液:用于沉淀和纯化蛋白质。

(12) 萘氏试剂:用于检测醛基的存在。

2. 仪器

(1) 搅拌器:用于混合试剂,确保反应均匀进行。

(2) 分光光度计:用于测量溶液的 OD 值,评估反应进程和蛋白质浓度。

(3) 普通低速冷冻离心机和高速冷冻离心机:用于分离溶液中的固体和液体部分,如沉淀的蛋白质。

3. 其他耗材:透析袋、烧杯、试管、吸管。

【实验操作】

1. 抗体的纯化

硫酸铵沉淀法是一种经典的抗体纯化技术。首先,将免疫血清与生理盐水稀释,然后逐步加入饱和硫酸铵溶液,通常在 4 ℃下静置 2 h 以促进抗体的沉淀。通过离心去除上清液后,沉淀的抗体用生理盐水溶解,再通过透析去除残留的硫酸铵和小分子杂质,得到初步纯化的抗体。透析完成后,如抗体需要进一步的纯化,可用离子交换层析或亲和层析以提高纯度和特异性。最终,纯化后的抗体可以在 4 ℃下保存,或进行冻干处理以长期保存。这种方法通过物理化学手段有效分离和浓缩抗体,同时尽量减少对抗体活性的影响,确保其在后续实验中的有效性和稳定性。

2. 酶与抗体的连接

(1) HRP 的氧化:首先,将 5 mg HRP 溶解在 1 ml 的 0.30 mol/L $NaHCO_3$ 缓冲液(pH 8.1)中,然后加入 0.1 ml 的 1% FDNB 无水乙醇溶液。在室温下搅拌混合 30 min,直至溶液变为黄绿色,表明氧化过程完成。随后,加入 1 ml 的 0.16 mol/L 乙二醇溶液以终止氧化反应,并在室温下放置 1 h。

(2) 透析去除小分子化合物:将氧化后的 HRP 溶液装入透析袋,并在 pH 9.5、0.10 mol/L 的 $NaHCO_3$ 缓冲液中进行透析,以去除未反应的 FDNB 和生成的小分子化合物。透析过程在 4 ℃下过夜,并至少更换缓冲液 3 次。

(3) HRP 与抗体的连接:将 5 mg 抗体溶解在 1 ml 碳酸盐缓冲液中,随后缓慢滴加至 3 ml 的 HRP-醛基溶液中,并在室温下反应 2~3 h 以形成 HRP-抗体复合物。

(4) 硼氢化钠还原:向 HRP-抗体反应液中加入 5 mg $NaBH_4$,混合均匀后,在 4 ℃下放置 3 h 以完成还原反应。

(5) 透析纯化酶标抗体:将还原后的反应液装入透析袋,并在 pH 7.4 的 PBS 缓冲液中进行透析,至少更换缓冲液 3 次,4 ℃下过夜。

(6) 硫酸铵沉淀:通过离心去除反应液中的不溶性物质,然后向上清液中加入等体积的饱和硫酸铵溶液,在 4 ℃下放置 1 h 后,以 3 000 r/min 离心 30 min。弃去上清液,用半饱和硫酸铵溶液洗涤沉淀物两次以进一步纯化抗体。

(7) 再次透析纯化标记抗体:将沉淀物溶解在适量的 pH 7.4 的 PBS 中,装入透析袋,并在 pH 7.4 的 PBS 缓冲液中进行透析,直至完全去除硫酸铵离子(可通过萘氏试剂检测确认)。

(8) 酶标抗体的保存:透析纯化后的酶标抗体可通过过滤除菌后分装,并在 −80～−20 ℃下保存,或根据需要进行冻干处理。

3. 酶标抗体的鉴定

(1) 酶与抗体活性的鉴定:通过双向免疫扩散法,使用人 IgG(1 mg/ml)与标记抗体进行试验,并通过 3,3′-二氨基联苯胺四盐酸盐(DAB)- H_2O_2 显色反应检测结合物中抗体效价和免疫沉淀线中的酶促反应。显色后用生理盐水漂洗,若沉淀线不褪色,则表明酶和抗体均具有活性。

(2) 抗体效价鉴定:采用间接 ELISA 法对 HRP 标记的抗人 IgG 抗体进行鉴定。间接 ELISA 通过使用未标记的一抗和酶标记的二抗,提高了检测的灵敏度和灵活性。

(3) 酶标物的定量测定:以 1 cm 光径,分别用分光光度计测定不同波长下 HRP 标记抗人 IgG 抗体的光密度。

$$酶量 = OD_{403\,nm} \times 0.42$$

$$酶结合率(\%) = \frac{结合物中的酶量}{标记时加入的酶量} \times 100\%$$

$$酶标记率 = OD_{403\,nm}/OD_{280\,nm}$$

IgG 量(mg/ml) = $(OD_{280\,nm} - OD_{403\,nm} \times 0.42) \times 0.94 \times 0.62$(戊二醛法标记)

IgG 量(mg/ml) = $(OD_{280\,nm} - OD_{403\,nm} \times 0.30) \times 0.62$(过碘酸钠法标记)

【结果判读】

酶标结合物的琼脂扩散滴度应大于等于 1∶16。

酶标抗体的各项参数见表 16-1。

表 16-1 评价酶标抗体的各项参数

评价	最好	好	一般
酶结合量/(mg/ml)	≥1.0	≥0.5	0.4
酶结合率/%	>30	9～10	7
酶 Ig 摩尔比	≥1.5	1.0	0.7

【实验讨论】

1. 比较辣根过氧化物酶(HRP)和碱性磷酸酶(AP)两种常用酶的优缺点,并讨论它们分别适用于哪些类型的诊断试验。

2. 讨论在抗体酶标记中常用的戊二醛交联法和过碘酸钠($NaIO_4$)标记法的优缺点。

3. 探讨可能影响标记抗体质量的实验因素。

实验十七　建立酶联免疫吸附试验检测伤寒 O 抗体

伤寒和副伤寒是由沙门菌属中的伤寒沙门菌和甲、乙、丙型副伤寒沙门菌引起的急性肠道传染病,具有典型的临床症状和特征。流行病学特点包括:地区发病的不均衡性;全年均可发病,但以夏秋季为高峰;各年龄组均可发病,但 0~10 岁和 65 岁及以上年龄段发病率较高。从血液、骨髓、粪便、尿液、胆汁中任一种标本培养分离到伤寒沙门菌或副伤寒沙门菌可确认感染,但培养病原学检测需时较长,阳性率较低。肥达氏试验(直接凝集试验检测伤寒抗体)的特异性及敏感性较低。本章利用以上实验制备与标记的抗体建立一套酶联免疫吸附试验检测伤寒 O 抗体。

【实验原理】

使用伤寒 O 抗原免疫动物,以诱导产生特异性抗伤寒 O 抗体。随后,这些抗体经过精细的纯化处理,并通过化学方法与酶(例如 HRP)结合,形成酶标抗体。接着,利用伤寒 O 抗原包被的酶标板,将制备好的酶标抗体用于竞争法酶联免疫吸附试验(ELISA),以此来检测样本中是否存在伤寒抗体。这种方法通过测量酶标抗体与样本中抗体竞争结合抗原的能力来定量或定性地检测伤寒抗体的水平。

【试剂与器材】

1. 免疫用伤寒沙门菌菌体 O 抗原、可溶性菌体 O 抗原及相应抗体。
2. 试剂准备:羊毛脂、石蜡油、注射用卡介苗、二甲苯、无菌生理盐水;0.5% 无菌甲醛盐水、0.5% 无菌石炭酸盐水、3% 戊巴比妥钠;饱和硫酸铵溶液、酶标用洗涤液(PBS-Tween20)、酶标用稀释液(1% BSA-PBS);HRP 显色底物溶液、酶标用终止液(2 mol/L H_2SO_4)

【操作步骤】

1. 制备伤寒沙门菌菌体 O 抗原,参见实验十五。
2. 抗体标记具体操作参见实验十六。

伤寒抗原包被酶标板:首先将伤寒沙门菌 O 抗原通过包被缓冲液稀释 20 倍,然后取 0.1 ml 稀释抗原加入每个酶标板反应孔中。接着,将酶标板加盖密封,并在 4 ℃ 的湿盒中温育过夜,以促进抗原与固相表面的有效结合。随后,使用蒸馏水对酶标板进行三次洗涤以去除未结合的抗原和杂质,并在每次洗涤后甩干,以备后续实验使用。

3. 竞争法用酶标抗体工作浓度的确定

(1) 预实验确定最大酶标抗体浓度

将酶标抗体用稀释液稀释 40 至 4 000 倍,取 50 μl 稀释后的酶标抗体加入未包被抗原的酶标板中,在 37 ℃下温育 30 min,洗液连续洗涤 5 次并拍干,加入底物溶液后在 37 ℃下温育 1 h,在底物未显色的前提下记录最大的酶标抗体浓度。

(2) 确定酶标抗体工作浓度

用人 IgG 抗原(10 μg/ml)包被酶标板,每孔加 0.1 ml,4 ℃过夜;次日以洗涤缓冲液洗涤 3 次;用已确定的最大酶标抗体浓度开始进行系列稀释;将稀释后的酶标抗体加入反应孔中,每个稀释度设复孔,每孔 0.1 ml,37 ℃温育 30 min;再洗涤后加入底物液,每孔 0.1 ml,37 ℃温育 10~30 min;以 2 mol/L H_2SO_4 0.05 ml 终止反应;使用 ELISA 酶标检测仪读取各孔光密度(OD)值,以 OD 值为纵坐标、结合物浓度为横坐标,绘制滴定曲线;曲线上查得 OD 值为 1.0 左右且曲线斜率最大时的酶标抗体稀释度,即为该标记物的工作浓度。

4. 标准曲线的确定

(1) 参考阳性血清准备:使用酶标稀释液从 5 倍稀释度开始进行倍比稀释,连续制备 10 个稀释度的血清样本。

(2) 实验设置:将稀释后的参考品与已确定工作浓度的酶标抗体各 50 μl 加入包被有伤寒抗原的酶标板中。另外 2 个孔中分别加入 50 μl 稀释液作为空白对照。

(3) 温育:将酶标板放入 37 ℃恒温箱中温育 30 min。

(4) 洗涤:温育结束后,取出酶标板,用洗涤液彻底洗涤板孔 3 次,洗涤后甩干板孔。

(5) 显色反应:向每个孔中加入 0.1 ml 的底物液,在暗处放置 20 min 显色。

(6) 终止反应:加入终止液以终止酶促反应。

(7) 测量 OD 值:使用酶标仪测量各孔的 OD 值。空白对照孔的 OD 值约为 0.3 时,实验成立。标本的 OD 值在 0.5 到 0.05 的范围内为参考品的工作范围。

(8) 绘制标准曲线:根据参考阳性血清所测得的 OD 值,在方格纸上以 OD 值为横坐标、抗体单位为纵坐标绘制标准曲线。可以使用数学模型进行线性转化,建立回归方程,以便于更精确地分析数据。

5. 竞争法酶联免疫吸附试验检测伤寒 O 抗体

(1) 稀释样本:根据预实验确定的稀释倍数,将待检血清用酶标稀释液稀释。

(2) 制备参考血清梯度稀释品:对参考血清进行系列倍比稀释,连续制备 10 个稀释度的样本,为建立标准曲线做准备。

(3) 设置空白对照：准备空白对照组，用稀释液代替标本，以评估非特异性结合。

(4) 稀释酶标抗体：将酶标抗体稀释至预先确定的工作浓度，以保证实验的灵敏度和特异性。

(5) 加样：将稀释后的待检血清、不同稀释度的参考血清、空白对照以及稀释至工作浓度的酶标抗体分别加入已包被伤寒抗原的酶标板中，每个孔加入 50 μl。

(6) 温育：将加样后的酶标板放入 37 ℃恒温箱中温育 30 min，使抗体与抗原充分结合。

【结果判读】

阳性标本反应孔不显色、空白标本反应孔显色，说明实验成立。在酶联免疫吸附测定（ELISA）中，通过测定参考抗体血清的 OD 值并将其与已知的抗体浓度相对应，可以绘制出标准曲线或建立回归方程。利用这个标准曲线或回归方程，可以计算出实验中每个标本的抗体浓度。

【实验讨论】

1. 将本实验建立的酶联免疫吸附试验与肥达反应进行比较，分析两种试验方法检测病毒抗体的优劣。

2. 由于人类可能频繁接触伤寒沙门菌，通常个体的伤寒抗体检测结果呈阳性。个体的伤寒 O 抗体水平是判断伤寒感染和评估免疫状态的重要指标。因此，确立群体伤寒 O 抗体水平的参考范围对于诊断个体感染状态至关重要。

第五单元　医院临床免疫学检验实验室见习

随着生物学、临床医学检验技术和检验分析仪器的迅速发展,自动化免疫浊度分析仪、自动化化学发光免疫分析仪、自动化酶联免疫分析仪和流式细胞分析仪等高度智能化的临床免疫检测仪器不断更新换代,逐步取代了许多手工操作过程。这些仪器在提高临床免疫检验结果的准确性和灵敏度等检测性能的同时,加快了检测速度,缩短了检测时间与报告等待时间。因此,智能化、自动化分析仪器的出现有力地推动了临床免疫学检验学科的发展。

目前,各种自动化免疫检测分析系统已在各级各类医疗机构的临床免疫实验室广泛使用。医学检验技术专业学生在掌握临床免疫学检验基础理论和基本技能的基础上,有必要到临床免疫实验室见习,为将来的实习学习做好铺垫。通过学生的现场参观/观摩、老师的现场教学以及师生互动交流等方法,使学生初步了解临床免疫检验的工作流程与工作模式、实验室的功能布局、检验设备运行操作和免疫学检验项目分类等。

一、见习目的与目标

1. 目的
(1) 规范临床免疫室检验的工作制度与检验操作规程。
(2) 掌握临床免疫学检验的基本理论、基本知识和基本技能。
(3) 了解免疫学检验分析系统平台的结构、性能及工作原理。

2. 目标
(1) 增强学生对未来临床检验实习的积极性和主动性。
(2) 为未来检验实习和工作打下坚实的基础。

二、见习内容

1. 工作流程与模式：了解临床免疫检验的工作流程，包括样本接收、处理、检测、结果分析和报告发布。

2. 实验室布局：熟悉实验室的功能区域划分，如样本处理区、检测区、数据处理区等。

3. 设备操作：学习检验设备的运行操作，包括设备启动、样本加载、结果读取等。

4. 项目分类：了解免疫学检验项目的分类与涉及的技术类型，如酶联免疫吸附测定(ELISA)、化学发光免疫分析等。

三、见习的能力提升与素养培养

1. 能力提升

（1）知识理论：通过现场教学和观摩，复习临床免疫学检验的基本理论与技能。

（2）实践能力：提高学生的临床实践能力，理解临床免疫学检验项目的临床意义，掌握检测项目的选择方法。

（3）报告解读：在带教老师指导下，学习对临床免疫检验报告进行初步解读。

2. 素养培养

（1）培养学生的职业责任感和使命感。

（2）认识检测人员团结协作以及沟通交流的重要性。

四、见习安排与要求

1. 见习安排

（1）见习方案：科室制定见习方案，明确见习时间、地点和负责老师。

（2）教学形式：包括讲座、现场教学、实验观摩等。

（3）生物安全：注意见习期间的生物安全，遵守实验室安全规程。

2. 见习活动要求

（1）见习生按时参加见习活动。

（2）认真听讲，积极参与讨论和操作。

（3）做好见习记录和心得体会

五、见习总结与反馈

1. 总结:见习结束后,学生需提交见习报告和心得体会;总结见习收获和不足,提出改进意见和建议。

2. 反馈:带教老师对学生的见习表现进行评价和反馈,帮助学生发现问题并为将来的临床实践提出合理建议。

附录

附录1　医疗机构临床免疫学检验项目

类别	项目名称
	T淋巴细胞转化试验、T淋巴细胞花环试验、红细胞花环试验、细胞膜表面免疫球蛋白测定(SmIg)、中性粒细胞趋化功能试验、巨噬细胞趋化功能试验、硝基四氮唑蓝还原试验、白细胞黏附抑制试验、白细胞杀菌功能试验、白细胞吞噬功能试验、巨噬细胞吞噬功能试验、自然杀伤淋巴细胞功能试验、迁移抑制因子试验、抗体依赖性细胞毒试验、干扰素测定(包括干扰素α、β、γ)、干扰素-α抗体白细胞介素测定(包括白细胞介素1、1β、2、4、5、6、8、10、12、12p、18等)
1. 免疫功能测定	肿瘤坏死因子测定(包括肿瘤坏死因子α、β)、肿瘤坏死因子受体测定(包括肿瘤坏死因子受体1、2)、p-选择素测定、E-选择素测定、细胞内黏附分子测定(包括细胞内黏附分子1、3)、白细胞介素受体测定(包括白细胞介素受体2、4、6、7)、溶菌酶测定、白三烯B4水平测定、抗淋巴细胞抗体试验、肥大细胞脱颗粒试验、B因子测定、补体测定[包括总补体(CH50)、补体C1q、C1r、C1s、C2、C3、C4、C5、C6、C7、C8、C9]、补体C1抑制因子测定、补体C3裂解产物测定(C3SP)、补体C3b受体花环试验、补体结合试验、免疫球蛋白测定(包括免疫球蛋白IgA、IgG、IgM、IgD、IgE)、24小时IgG鞘内合成率测定、血清IgG亚类(1、2、3、4)四项测定、冷球蛋白测定、C反应蛋白(CRP)测定、超敏C反应蛋白测定
	脂多糖结合蛋白测定、血清淀粉样蛋白A测定、纤维结合蛋白(Fn)测定、免疫固定电泳、M蛋白测定、游离轻链测定、轻链测定(包括轻链KAPPA、LAMBDA)、铜蓝蛋白测定、铁蛋白测定、糖缺失性转铁蛋白(CDT)检测、血清肌凝蛋白轻链1测定、总T淋巴细胞计数、T淋巴细胞亚群(CD3、CD4、CD8)测定(包括细胞计数和比值)、自然杀伤(NK)细胞计数、自然杀伤(NK)细胞抗肿瘤活性检测、B淋巴细胞计数、活化淋巴细胞检测、各类簇分化抗原(CD)血细胞检测、辅助性T细胞亚群TH1、TH2细胞计数、细胞因子激活的杀伤细胞(LAK)抗肿瘤活性检测、甾体激素受体检测、内皮生长因子检测、可溶性ADI受体检测、可溶性细胞间黏附分子-1(sICAM-1)检测、混合淋巴细胞培养(MLC)

续表

类别	项目名称
2. 自身免疫病的实验项目	系统性红斑狼疮因子试验(LEF)、抗核抗体(ANA)检测、抗核提取物抗体(ENA抗体)检测、抗单链DNA抗体检测抗双链DNA(抗dsDNA)检测、抗中性粒细胞胞浆抗体(cANCA)检测、抗中性粒细胞核周抗体(pANCA)检测、抗中性粒细胞蛋白酶3抗体(PR3-ANCA检测)、抗中性粒细胞髓过氧化物酶抗体(MPO-ANCA)检测、抗中性粒细胞BPI抗体检测、抗中性粒细胞弹性蛋白酶抗体检测、抗中性粒细胞组织蛋白酶G抗体检测、抗中性粒细胞溶菌酶抗体检测、抗中性粒细胞乳铁蛋白抗体检测、抗生长激素抗体检测、抗脱氧核糖核酸酶抗体检测、抗线粒体抗体(AMA)检测、抗核骨架蛋白抗体检测、抗核糖体抗体检测、抗核小体抗体(ANuA)检测、抗中心粒抗体检测、抗组蛋白抗体(AHisA)检测、抗核糖核蛋白抗体检测、抗染色体抗体检测、促甲状腺素刺激激素(TSH)受体抗体检测、抗甲状旁腺抗体检测、抗肾上腺皮质抗体检测、抗谷氨酸脱羧酶(GAD)抗体检测、抗酪氨酸磷酸酶(IA2)抗体检测、抗胎盘抗原抗体检测、抗睾丸间质细胞抗体检测、抗神经节苷脂抗体检测、抗神经元抗体检测、抗有髓神经纤维抗体检测、抗无髓神经纤维抗体检测、抗眼部结构抗体检测、抗肺泡基底膜抗体检测、肝脏特异抗原抗体筛查、抗肝细胞溶质抗原Ⅰ型抗体测定、抗胃壁细胞抗体检测、抗胃G细胞抗体检测、抗小肠杯状细胞抗体检测、抗胰外分泌腺排出道和腺泡抗体检测、抗泪腺外分泌腺排出道和腺泡抗体检测、抗腮腺外分泌腺排出道和腺泡抗体检测、抗钙通道抗体检测、抗软骨抗体检测、抗表皮棘细胞桥粒连接抗体检测、抗表皮基底膜抗体检测
	抗变异上皮抗体检测、抗内皮细胞抗体检测、抗主动脉抗体检测、抗β2-糖蛋白1抗体检测、抗磷脂酰丝氨酸抗体检测、抗促甲状腺素抗体检测、抗促甲状腺素受体抗体检测、抗血小板表面相关抗体检测(包括血小板表面相关抗体IgG、IgA、IgM)、抗红细胞抗体检测(包括红细胞抗体、淋巴细胞抗体、巨噬细胞抗体、血小板抗体测定)、抗巨噬细胞抗体检测、抗肝细胞特异性脂蛋白抗体检测、抗胰岛细胞抗体(IAA)检测、抗平滑肌抗体(SMA)检测、抗骨骼肌抗体(ASA)检测、抗肾上腺细胞抗体(AAA)检测、抗肝细胞抗体检测、抗心肌抗体(AHA)检测、抗心磷脂抗体(ACA)检测(包括抗心磷脂抗体(ACA)IgA、IgM、IgG)、抗甲状腺球蛋白抗体(TGAb)检测、抗甲状腺微粒体抗体(TMAb)检测、抗甲状腺过氧化物酶抗体(TPOAb)检测、抗肾小球基底膜抗体检测、抗脑组织抗体检测、抗腮腺管抗体检测、抗卵巢抗体检测、抗子宫内膜抗体(EMAb)检测、抗精子抗体检测、抗滋养膜抗体检测、抗硬皮病抗体检测、抗胰岛素抗体检测、抗胰岛素受体抗体检测、抗乙酰胆碱受体抗体检测、抗肌内膜抗体检测、抗胶原Ⅰ-Ⅵ抗体检测、抗网硬蛋白抗体检测、抗磷壁酸抗体检测、鞘磷脂抗体检测(包括抗磷脂抗体IgA、IgM、IgG)、抗白蛋白抗体检测(包括抗白蛋白抗体IgA、IgM、IgG)、抗补体抗体检测、抗载脂蛋白抗体检测(包括A1、B)、抗内因子抗体检测、类风湿因子(RF)测定、抗环瓜氨酸肽(CCP)抗体检测、抗增殖细胞核抗原抗体(抗PCNA)检测、分泌型免疫球蛋白A(sIgA)检测、抗角蛋白抗体(AKA)检测、抗可溶性肝抗原/肝-胰抗原抗体(SLA/LP)检测、抗肝肾微粒体抗体(LKM)检测、抗BB抗体蛋白印迹测定、青霉素抗体检测、抗神经节苷脂GMI抗体检测、粒细胞集落刺激因子测定、抗细胞浆抗体检测、抗核周因子抗体检测

续表

类别	项目名称
2.自身免疫病的实验项目	葡萄糖-6-磷酸异构酶(GPI)抗原、循环免疫复合物(CIC)、抗人绒毛膜促性腺激素(HCG)抗体、抗透明带抗体、抗神经节苷脂抗体谱、抗髓鞘相关糖蛋白抗体(抗MAG抗体)、抗Ri抗体(抗神经元核抗体2型，ANNA-2)、抗Hu抗体(抗神经元核抗体1型，ANNA-1)、抗Yo抗体(抗浦肯野细胞抗体，PCA-1)、抗下丘脑抗体、抗脑垂体抗体、抗甲状旁腺抗体、抗胎盘合体滋养层细胞抗体、抗睾丸间质细胞抗体、抗眼肌抗体、抗促甲状腺激素刺激激素(TSH)受体抗体、抗胶原抗体、抗中性粒细胞胞浆抗体谱(6项)(包括抗蛋白酶3抗体抗髓过氧化物酶抗体、抗乳铁蛋白抗体、抗组织蛋白酶G抗体、抗人白细胞弹性蛋白酶抗体抗杀菌/通透性增强蛋白抗体)、抗α-胞衬蛋白抗体(IgG)、抗滑膜抗体、抗软骨抗体、抗粒细胞特异性抗核抗体、抗类风湿关节炎核抗原抗体、抗角蛋白丝聚集素(丝集蛋白)抗体、抗RA33抗体、抗主动脉抗体、抗内皮细胞抗体、抗网硬蛋白抗体(R1-ARA)(IgA、IgG)、麦胶蛋白(麦醇溶蛋白)抗体(AGA)(IgA、IgG)、抗肌内膜抗体(EMA)(IgA、IgG)、抗去唾液糖蛋白受体(抗ASGPR抗体)、抗肝细胞胞浆抗原1型抗体(抗LC1抗体)、抗sp100抗体、抗gp210抗体、抗肝/肾微粒体1型抗体(抗LKM-1抗体)、抗线粒体抗体亚型抗体分型、定量、AMA-M2、AMA-M4、AMA-M9、抗酿酒酵母抗体(ASCA)(IgA、IgG)、抗肠杯状细胞抗体、抗胰腺腺泡抗体、抗磷脂酰丝氨酸抗体(aPS)、抗PL-12抗体、抗PL-7抗体、抗PM-Scl抗体(抗PM-1抗体)、抗Mi-2抗体、抗Ku抗体、抗核小体抗体、抗核糖体P蛋白抗体(抗r-RNP抗体)、抗表皮细胞基底膜抗体(类天疱疮抗体)、抗表皮细胞间质抗体(天疱疮抗体)、桥粒芯糖蛋白-3抗体(抗Dsg-3抗体、抗桥粒芯糖蛋白-1抗体(抗Dsg-1抗体)、抗BP180抗体、抗涎(腮)腺导管抗体、突变型瓜氨酸波型蛋白(MCV)抗体、抗C1q抗体、DNA酶活性(Dnase I)检测、抗凝血酶原抗体、抗Sa抗体、抗聚角蛋白微丝蛋白抗体(AFA)、抗杀菌通透性增高蛋白(BPI)抗体、抗α胞衬蛋白抗体
3.感染免疫学检测	甲型肝炎抗体测定(包括甲型肝炎抗体IgM、IgG)、甲型肝炎抗原(HAVAg)检测、甲型肝炎病毒(HAV)RNA检测、乙型肝炎病毒(HBV)DNA测定、乙型肝炎病毒(HBV)YMDD变异检测、乙型肝炎病毒(HBV)前核心变异检测、乙型肝炎病毒(HBV)核心变异检测、乙型肝炎表面抗原(HBsAg)测定、乙型肝炎表面抗原确认(HBsAg)试验、乙型肝炎表面抗体(Anti-HBs)测定、乙型肝炎e抗原(HBeAg)测定、乙型肝炎e抗体(Anti-HBe)测定、乙型肝炎核心抗原(HBcAg)测定、乙型肝炎核心抗体(Anti-HBc)测定、乙型肝炎核心抗体IgG(Anti-HBcIgG)测定、乙型肝炎核心抗体IgM(Anti-HBcIgM)测定、乙型肝炎病毒外膜蛋白前S1抗原测定、乙型肝炎病毒外膜蛋白前S1抗体测定、乙型肝炎病毒外膜蛋白前S2抗原测定、乙型肝炎病毒外膜蛋白前S2抗体测定、乙型肝炎病毒(HBV)基因分型测定、丙型肝炎病毒(HCV)RNA测定、丙型肝炎病毒(HCV)分型、丙型肝炎病毒抗体(Anti-HCV)测定、丙型肝炎病毒抗体确认(Anti-HCV)试验、丙型肝炎病毒(HCV)抗原抗体联合检测、丙型肝炎病毒(HCV)核心抗原测定、丁型肝炎病毒抗体(Anti-HDV)测定、丁型肝炎病毒抗原(HDVAg)测定、丁型肝炎病毒(HDV)RNA测定、戊型肝炎病毒抗体(Anti-HEV)测定(包括戊型肝炎病毒抗体IgM、IgG)、戊型肝炎病毒(HEV)RNA测定、庚型肝炎病毒抗体(Anti-HGV)测定(包括庚型肝炎病毒抗体IgM、IgG)、庚型肝炎病毒核糖核酸定性(HGV-RNA)测定、人免疫缺陷病毒抗体(Anti-HIV)初筛试验、人免疫缺陷病毒抗体(Anti-HIV)确认试验、人免疫缺陷病毒(HIV)抗原抗体联合检测、人免疫缺陷病毒(Anti-HIV)IgG亲合力测定、人免疫缺陷病毒-1型(HIV-1)P24抗原测定、弓形体抗体IgG测定、弓形体抗体IgG亲合力测定、弓形体抗体IgM测定、弓形体核酸测定、风疹病毒抗体测定(包括风疹病毒抗体IgM、IgG)、风疹病毒抗体IgG亲合力测定

续表

类别	项目名称
3. 感染免疫学检测	风疹病毒RNA测定、巨细胞病毒(CMV)抗体测定(包括巨细胞病毒抗体IgM、IgG)、巨细胞病毒(CMV)抗体IgG亲合力测定、巨细胞病毒(CMV)DNA测定、巨细胞病毒(CMV)PP50蛋白测定、单纯疱疹病毒抗体测定(包括单纯疱疹病毒抗体IgM、IgG)、单纯疱疹病毒Ⅰ型抗体测定、(包括单纯疱疹病毒Ⅰ型抗体IgM、IgG)、单纯疱疹病毒Ⅰ型(HSV-1)DNA测定、单纯疱疹病毒Ⅱ型抗体测定(包括单纯疱疹病毒Ⅱ型抗体IgM、IgG)、单纯疱疹病毒Ⅱ型(HSV-2)DNA测定、人乳头瘤病毒(HPV)基因检测、EB病毒抗体测定(包括EB病毒抗体IgA、IgM、IgG)、EB病毒核酸测定、呼吸道合胞病毒抗体测定、呼吸道合胞病毒抗原测定、呼吸道合胞病毒核酸测定、副流感病毒抗体测定、副流感病毒核酸测定、天疱疮抗体测定、水痘—带状疱疹病毒抗体测定(包括水痘—带状疱疹病毒抗体IgG、IgM)、水痘—带状疱疹病毒抗体IgG亲合力测定、水痘—带状疱疹病毒核酸测定、抗腺病毒抗体测定、白喉类毒素抗体测定、破伤风类毒素抗体测定、人轮状病毒抗原测定、人轮状病毒核酸测定、轮状病毒抗体检测、流行性出血热病毒抗体测定(包括流行性出血热病毒抗体IgM、IgG)、流行性出血热病毒核酸测定、狂犬病毒抗体测定、狂犬病毒核酸测定、乙型脑炎病毒抗体测定、乙型脑炎病毒核酸测定、麻疹病毒抗体IgM测定、麻疹病毒核酸测定、腮腺炎病毒抗体IgM测定、腮腺炎病毒核酸测定、柯萨奇病毒抗体测定(包括柯萨奇病毒抗体IgG、IgM)、柯萨奇病毒核酸测定、森林脑炎病毒(TBE)抗体测定、森林脑炎病毒(TBE)核酸测定、甲型流感病毒抗体测定、乙型流感病毒核酸测定
	SARS冠状病毒抗体测定(包括SARS冠状病毒抗体IgG、IgM)、SARS冠状病毒核酸测定、BK病毒核酸测定、禽流感病毒抗体测定(包括禽流感病毒抗体IgM、IgG)、禽流感病毒核酸测定、埃可病毒抗体测定(包括埃可病毒抗体IgM、IgG)、埃可病毒核酸测定、西尼罗河病毒核酸测定、西尼罗河病毒抗体测定、西尼罗河病毒抗体亲合力测定、输血传播病毒抗体检测、嗜异性凝集试验、冷凝集试验、肥达反应、外斐反应、斑疹伤寒杆菌抗体测定、斑疹伤寒杆菌核酸测定、布氏杆菌凝集试验、布氏杆菌核酸测定、病毒中和试验、链激酶抗体测定、结核分枝杆菌抗体测定、结核分枝杆菌核酸测定、脑膜炎奈瑟菌抗体测定、脑膜炎奈瑟菌核酸测定、幽门螺杆菌抗体测定(包括幽门螺杆菌抗体IgG、IgM、IgA)、幽门螺杆菌核酸测定、幽门螺杆菌尿素酶快速检测、13C-尿素呼气试验检查幽门螺杆菌、碳14尿素呼气试验、幽门螺杆菌多肽快速检测、幽门螺杆菌粪便抗原检查、百日咳杆菌抗体测定、副百日咳杆菌抗体测定、结肠弯曲菌抗体测定、空肠弯曲菌抗体测定、粪便空肠弯曲菌抗原试验、肺炎克雷伯杆菌抗体测定、流感嗜血杆菌抗体测定、单核细胞增多性李斯特菌抗体测定、小肠结肠炎耶尔森氏菌抗体测定、抗链球菌溶血素O测定(ASO)、淋球菌核酸测定、军团菌尿抗原测定

续表

类别	项目名称
3. 感染免疫学检测	嗜肺军团菌抗体测定(包括嗜肺军团菌抗体 IgG、IgM、IgA)、嗜肺军团菌核酸测定、抗链球菌透明质酸酶测定、鼠疫血清学试验、芽生菌血清学试验、耶尔森氏菌血清学试验、组织胞浆菌血清学试验、野兔热血清学试验、肺炎支原体抗体测定、肺炎支原体核酸测定、生殖道支原体抗体测定、生殖道支原核酸测定、解脲脲原体抗体测定、解脲脲原体核酸测定、人型支原体抗体测定、肺炎衣原体抗体测定、肺炎衣原体核酸测定、鹦鹉热衣原体抗体测定、鹦鹉热衣原体核酸测定、沙眼衣原体抗体测定(包括沙眼衣原体抗体 IgA、IgM、IgG)、沙眼衣原体抗原测定、沙眼衣原体核酸测定、衣原体抗原测定、立克次体抗体测定、立克次体核酸测定、梅毒螺旋体特异抗体测定、梅毒螺旋体特异抗体确认测定、梅毒螺旋体核酸测定、梅毒螺旋体非特异抗体快速血浆反应素试验(RPR)、梅毒螺旋体非特异抗体不加热血清反应素试验、梅毒荧光抗体 FTA-ABS 测定、莱姆氏螺旋体抗体测定、曲霉菌血清学试验、新型隐球菌荚膜抗原测定、孢子丝菌血清学试验、球孢子菌血清学试验、猪囊尾蚴抗原测定、猪囊尾蚴抗体测定、细粒棘球绦虫抗体测定、肺吸虫抗原测定、肺吸虫抗体测定、疟原虫抗体测定、疟原虫核酸测定、细小病毒 B19 抗体测定(包括细小病毒 B19IgG、IgM)、细小病毒 B19 核酸测定
4. 肿瘤相关抗原测定	癌胚抗原(CEA)测定、甲胎蛋白(AFP)测定、甲胎蛋白异质体测定、碱性胎儿蛋白(BFP)测定、总前列腺特异性抗原(TPSA)测定、游离前列腺特异性抗原(FPSA)测定、复合前列腺特异性抗原(CPSA)测定、前列腺酸性磷酸酶(PAP)测定、神经元特异性烯醇化酶(NSE)测定、细胞角蛋白 19 片段(CYFRA21-1)测定、非小细胞肺癌抗原快速诊断(LT-A 肿瘤标记物检测)、糖链抗原 CA27 测定、糖链抗原 CA29 测定、糖链抗原 CA50 测定、糖链抗原 CA125 测定、糖链抗原 CA19-9 测定、糖链抗原 CA242 测定、糖链抗原 CA15-3 测定、糖链抗原 CA72-4 测定、糖链抗原 CA549 测定、糖链抗原 CA130 测定、血清 HER-2/neu 测定、鳞状细胞癌相关抗原(SCC)测定、组织多肽抗原(TPS 或 TPA)测定、肿瘤细胞花环试验、星形胶质蛋白(AP)测定、恶性肿瘤特异生长因子(TSGF)测定、触珠蛋白测定、酸性糖蛋白测定
5. 过敏原测定	总 IgE 测定、血清过敏原特异 IgE 测定、血清过敏原特异 IgG 测定、吸入性过敏原筛查、动物性过敏原测定、食入性过敏原筛查、昆虫毒液过敏原筛查、乳胶及其相关的过敏原测定、特应性过敏原筛查、花粉相关的食物性过敏原测定、单一过敏原体外试验、脱敏 IgG 测定、脱敏 IgG4 测定、嗜酸细胞阳离子蛋白(ECP)测定、循环免疫复合物(CIC)测定、免疫复合物花环试验 IgA 免疫复合物测定、白细胞组胺释放试验、终末补体复合物测定 Fc 受体测定

附录 2　临床免疫学检验部分检测项目参考区间（一）

中国成人血清免疫球蛋白 G、免疫球蛋白 A、免疫球蛋白 M、补体 3、补体 4 参考区间。

项目	单位	分组	参考区间
免疫球蛋白 G(IgG)	g/L	男/女	8.6～17.4
免疫球蛋白 A(IgA)	g/L	男/女	1.0～4.2
免疫球蛋白 M(IgM)	g/L	男	0.3～2.2
		女	0.5～2.8
补体 3(C3)	g/L	男/女	0.7～1.4
补体 4(C4)	g/L	男/女	0.1～0.4

注：本表格参考区间不适用于儿童、青少年（年龄<18 岁）以及孕妇。

附录 3　临床免疫学检验部分检测项目参考区间（二）

中国成人血清甲胎蛋白、癌胚抗原、糖链抗原 19-9、糖链抗原 15-3、糖链抗原 125 参考区间。

项目	单位	分析系统	分组	参考区间
甲胎蛋白(AFP)	ng/ml	—	男/女	≤7
癌胚抗原(CEA)	ng/ml	—	男/女	≤5
糖链抗原 19-9 (CA 19-9)	U/ml	系统 a	男/女	≤30
		系统 b	男/女	≤25
		系统 c	男/女	≤34
		系统 d	男/女	≤43
糖链抗原 15-3 (CA 15-3)	U/ml	系统 a	男/女	≤24
		系统 b	男/女	≤15
		系统 c	男/女	≤19
		系统 d	男/女	≤20

续表

项目	单位	分析系统	分组	参考区间
糖链抗原125（CA 125）	U/ml	系统 a	男	≤24
			女（18～49岁）	≤47
			女（≥50岁）	≤25
		系统 b	男	≤24
			女（18～49岁）	≤49
			女（≥50岁）	≤23
		系统 c	男	≤15
			女（18～49岁）	≤38
			女（≥50岁）	≤16
		系统 d	男	≤24
			女（18～49岁）	≤47
			女（≥50岁）	≤22

注：1. AFP检测结果溯源至WHO参考标准72/225，CEA检测结果溯源至WHO参考标准73/601。
2. CA 19-9、CA 15-3、CA 125无公认的溯源体系，且不同系统间检测结果存在差异。因此，本表格提供系统特异的参考区间。
3. 系统a：罗氏公司；系统b：贝克曼-库尔特公司；系统c：西门子公司；系统d：雅培公司。表中列出分析系统是为了方便实验室合理引用适宜的参考区间或进行参考区间转移时参考，并不表示对这些产品的认可或推荐，亦不存在任何利益关系。
4. 本表格参考区间不适用于儿童、青少年（年龄＜18岁）以及孕妇。
5. 具体文件请查阅《临床常用免疫学检验项目参考区间》（WS/T 645—2018）。

附录4 常用不同 pH Tris 缓冲液的配制

所需的 pH(25 ℃)	所需 0.1 mol/L HCl 的体积/ml
7.10	45.7
7.20	44.7
7.30	43.4
7.40	42.0
7.50	40.3
7.60	38.5
7.70	36.6
7.80	34.5
7.90	32.0
8.00	29.2
8.10	26.2
8.20	22.9
8.30	19.9
8.40	17.2
8.50	14.7
8.60	12.4
8.70	10.3
8.80	8.5
8.90	7.0

注：以上所需 pH 的 Tris 缓冲液(0.05 mol/L)的配制方法是：将 50 ml 0.1 mol/L 的 Tris 碱与特定体积的 0.1 mol/L HCl 混合，然后加水定容至 100 ml。

附录 5　25 ℃条件下 0.1 mol/L 的磷酸钾缓冲液的配制

pH	1 mol/L K_2HPO_4 溶液的体积/ml	1 mol/L KH_2PO_4 溶液的体积/ml
5.8	8.5	91.5
6.0	13.2	86.8
6.2	19.2	80.8
6.4	27.8	72.2
6.6	38.1	61.9
6.8	49.7	50.3
7.0	61.5	38.5
7.2	71.7	28.3
7.4	80.2	19.8
7.6	86.6	13.4
7.8	90.8	9.2
8.0	94.0	6.0

将 1 mol/L 混合的储存液用蒸馏水稀释至 1 L。pH 根据 Henderson-Hasselbalch 方程式进行计算：$pH = pK' + \lg(质子受体/质子供体)$。在这里，$pK' = 6.86(25\ ℃)$。

附录6 25 ℃条件下0.1 mol/L的磷酸钠缓冲液的配制

pH	1 mol/L Na$_2$HPO$_4$ 溶液的体积/ml	1 mol/L NaH$_2$PO$_4$ 溶液的体积/ml
5.8	7.9	92.1
6.0	12.0	88.0
6.2	17.8	82.2
6.4	25.5	74.5
6.6	35.2	64.8
6.8	46.3	53.7
7.0	57.7	42.3
7.2	68.4	31.6
7.4	77.4	22.6
7.6	84.5	15.5
7.8	89.6	10.4
8.0	93.2	6.8

将1 mol/L混合的储存液用蒸馏水稀释至1 L。pH根据Henderson-Hasselbalch方程式进行计算:pH＝pK'＋lg(质子受体/质子供体)。在这里,pK'＝6.86(25 ℃)。

附录7　酸和碱的浓度

常见的商品化酸和碱浓度见下表。

溶质	分子式	相对分子质量	物质的量浓度/(mol/L)	质量浓度/(g/L)	重量百分比/%	比重	配制1 L 1 mol/L溶液加入的量/ml
冰醋酸	CH_3COOH	60.05	17.4	1 045	99.5	1.05	57.5
			6.27	376	36	1.045	159.5
甲酸	$HCOOH$	46.02	23.4	1 080	90	1.20	42.7
盐酸	HCl	36.5	11.6	424	36	1.18	86.2
			2.9	105	10	1.05	344.8
硝酸	HNO_3	63.02	15.99	1 008	71	1.42	62.5
			14.9	938	67	1.40	67.1
			13.3	837	61	1.37	75.2
高氯酸	$HClO_4$	100.5	11.65	1 172	70	1.67	85.8
			9.2	923	60	1.54	108.7
磷酸	H_3PO_4	80.0	18.1	1 445	85	1.70	55.2
硫酸	H_2SO_4	98.1	18	1 766	96	1.84	55.6
氢氧化铵	NH_4OH	35.0	14.8	251	28	0.898	67.6
氢氧化钾	KOH	56.1	13.5	757	50	1.52	74.1
			1.94	109	10	1.09	515.5
氢氧化钠	$NaOH$	40.0	19.1	763	50	1.53	52.4
			2.75	111	10	1.11	363.6

注：对于某些酸和碱来说，不同摩尔浓度/当量浓度的储存液是通用的。浓的储存液常常缩写为"conc"，稀释的储存液缩写为"dil"。

附录 8 免疫学测定与核酸杂交标记的化学发光分析

酶	底物	检测限/zmol
吖啶酯	NaOH+过氧化物	500
碱性磷酸酶	AMPPD	1
β-D-半乳糖苷酶	AMPGD	30
辣根过氧化物酶	鲁米诺+过硼酸盐+4-碘苯酚	5 000
异鲁米诺	微过氧化物酶+过氧化物	50 000
黄嘌呤氧化酶	鲁米诺+Fe EDTA	3 000

附录 9 蛋白 A 和蛋白 G 与哺乳动物免疫球蛋白 Fc 的结合

免疫球蛋白	蛋白 A（金黄色葡萄球菌）	蛋白 G（C 组和 G 组的链球菌菌株）
人 IgG1	++	++
人 IgG2	++	++
人 IgG3	−	++
人 IgG4	++	++
小鼠 IgG1	+	+
小鼠 IgG2a	++	++
小鼠 IgG2b	++	++
小鼠 IgG3	++	++
大鼠 IgG1	+	+
大鼠 IgG2a	−	++
大鼠 IgG2b	−	+
大鼠 IgG2c	++	++

续表

免疫球蛋白	蛋白 A （金黄色葡萄球菌）	蛋白 G （C 组和 G 组的链球菌菌株）
兔 IgG	++	++
牛 IgG1	−	++
牛 IgG2	++	++
绵羊 IgG	−	++
绵羊 IgG2	++	++
山羊 IgG1	+	++
山羊 IgG2	++	++
马 IgG(ab)	+	++
马 IgG(c)	+	(+)
小鸡	−	(+)
大颊鼠	(+)	+
几内亚猪	++	+

蛋白 A 是金黄色葡萄球菌细胞壁的一种成分，能结合很多哺乳动物免疫球蛋白(IgG)的 Fc 区，且蛋白 A 与 IgG 分子 Fc 部分结合并不影响抗体结合抗原的能力。蛋白 G 最初从 C 群和 G 群的链球菌株中分离出来，蛋白 G 与哺乳动物抗体的 Fc 区也具有很高的亲和力。蛋白 A 和蛋白 G 的结构差别大，而且对抗体的亲和力也不同。很多种属和亚类的 IgG 与蛋白 A 的结合并不好，但却能与蛋白 G 高效结合。

附录 10　免疫球蛋白对蛋白 L、蛋白 A 和蛋白 G 的结合

	免疫球蛋白	蛋白 L	蛋白 LA[a]	蛋白 A	蛋白 G
人	IgG	++	++	+	+++
	IgM	++	++	+	−
	IgA	++	++	+	−
	IgE	++	++	+	−
	IgD	++	++	+	−
	Fab	++	++	+	+
	F(ab')2	++	++	−	+
	K 轻链	++	++	+	−
	ScFv	++	++	+	−
小鼠	IgG1	++	++	+	++
	IgG2a	++	++	++	++
	IgG2b	++	++	++	++
	IgG3	++	++	+	++
	IgM	++	++	+	−
	IgA	++	++	++	+
多克隆	小鼠	++	++	++	++
	大鼠	++	++	+	++
	兔	+	++	++	+++
	绵羊	−	++	++	++
	山羊	−	++	+	++
	牛	−	++	+	++
	猪	++	++	++	++
	鸡 IgY/IgG	++	++	+	−

a 蛋白 LA 结合了蛋白 L 和蛋白 A 的免疫球蛋白结合结构域。

参考书目

[1] 李金明,刘辉.临床免疫学检验技术[M].北京:人民卫生出版社,2015.

[2] 刘辉.临床免疫学检验技术实验指导[M].北京:人民卫生出版社,2015.

[3] 曾常茜.临床免疫学检验实验指导[M].4版.北京:中国医药科技出版社,2019.

[4] 格林,萨姆布鲁克.分子克隆实验指南[M].4版.贺福初,等译.北京:科学出版社,2017.

[5] 国家卫生计生委.医疗机构临床检验项目目录(2013年版)[Z].2013.